U0380373

# 国家"优质服务基层行"活动评价实践操作手册

主 编 周 楠 王志勇

东南大学出版社
SOUTHEAST UNIVERSITY PRESS
·南京·

**图书在版编目(CIP)数据**

国家"优质服务基层行"活动评价实践操作手册 /
周楠,王志勇主编. —南京:东南大学出版社,
2021.12(2022.1重印)

ISBN 978-7-5641-9823-7

Ⅰ.①国… Ⅱ.①周… ②王… Ⅲ.①医疗卫生服务
–评价–中国–手册 Ⅳ.①R199.2-62

中国版本图书馆 CIP 数据核字(2021)第 245997 号

责任编辑:郭 吉 责任校对:张万莹 封面设计:毕 真 责任印制:周荣虎

**国家"优质服务基层行"活动评价实践操作手册**

Guojia "Youzhi Fuwu Jicengxing" Huodong Pingjia Shijian Caozuo Shouce

主 编 周 楠 王志勇
出版发行 东南大学出版社
社 址 南京市四牌楼 2 号(邮编:210096 电话:025-83793330)
网 址 http://www.seupress.com
电子邮箱 press@seupress.com
经 销 全国各地新华书店
印 刷 南京工大印务有限公司
开 本 787mm×1092mm 1/16
印 张 16
字 数 360 千字
版 次 2021 年 12 月第 1 版
印 次 2022 年 1 月第 2 次印刷
书 号 ISBN 978-7-5641-9823-7
定 价 118.00 元

本社图书若有印装质量问题,请直接与营销部联系,电话:025-83791830。

# 《国家"优质服务基层行"活动评价实践操作手册》编委会

**主　审**

杨大锁　李　群　孙祥华

**主　编**

周　楠　王志勇

**副主编**

徐　庆　程云凤　洪　忻

**编　委**

梅德贤　程昊龙　龚义侠　吴玲霞

刘洁英　高慧华　吴春英　吴学薇

童　健　贡鸿宾　王许静　王美兰

陈盈昊　孟　欣　姚铸玲　吴康军

# 前　言

　　"优质服务基层行"活动是以满足广大人民群众基本医疗卫生服务为目标,以建立优质高效的医疗卫生服务体系为重点,在深入总结建设人民群众满意的乡镇卫生院和示范社区卫生服务中心活动的基础上提出来的。旨在持续提升基层医疗卫生机构服务能力,改善服务质量,规范基层服务运行管理。

　　2018年,国家卫生健康委员会、国家中医药管理局决定开展"优质服务基层行"活动。活动在全国范围内开展,要求所有经卫生健康行政部门注册的乡镇卫生院和社区卫生服务中心均应参加,村卫生室和社区卫生服务站可参照执行,力争使乡镇卫生院和社区卫生服务中心的服务能力达到基本标准,部分服务能力较强的乡镇卫生院和社区卫生服务中心达到推荐标准。

　　为更好地动员和引导乡镇卫生院和社区卫生服务中心参加活动,国家卫生健康委员会根据乡镇卫生院和社区卫生服务中心的功能定位和特点,制定了《乡镇卫生院服务能力标准(2018年版)》和《社区卫生服务中心服务能力标准(2018年版)》(简称《标准》),随后又印发了《乡镇卫生院服务能力评价指南(2019年版)》和《社区卫生服务中心服务能力评价指南(2019年版)》。为各地开展"优质服务基层行"活动提供了依据。

　　为更好地指导基层医疗卫生机构参与"优质服务基层行"活动,提高活动质量,南京市基本公共卫生服务指导中心从基层医疗卫生机构的视角出发,结合基层工作实际情况,邀请相关专家编写了《国家"优质服务基层行"活动评价实践操作手册》(简称《手册》)。该《手册》依据《标准》中的指标定义,结合基层实际情况,整理、总结、说明各指标需提供的相关资料及表述方式,让《标准》变得更加通俗易懂,更具指导性,从而提高基层医疗卫生机构参与"优质服务基层行"活动的积极性,提升活动的达标水平。

# 目　　录

1

# 1 功能任务与资源配置

## 1.1 功能任务

### 1.1.1 基本功能

社区卫生服务中心（乡镇卫生院）是公益性、综合性的基层医疗卫生机构，承担着常见病和多发病诊疗、基本公共卫生服务和健康管理等功能任务，是城乡医疗卫生服务体系的基础。

【C-1】提供基本医疗服务。

开展以全科、中医等（乡镇卫生院加上内科、儿科、外科）科目的门诊服务和检验检查服务，同时开展急诊急救等服务，能对常见的急危重症患者做出初步诊断和急救处理。

评价方式方法：

查看医疗机构执业许可证上的相关科目设置，同时依据2.2.1.2急诊急救服务、2.2.1.3全科医疗服务、2.2.1.4中医医疗服务和2.2.2.1检验项目、2.2.2.2检查项目等5条［乡镇卫生院加上2.2.1.3内（儿）科、2.2.1.4外科］标准评审结果评判，5条（乡镇卫生院为7条）标准均达到C级及以上水平则此项合格。

建议上传佐证资料：

机构执业许可证照片（执业许可证上相关科目设置要达到标准中的要求）；5条（乡镇卫生院为7条）自评结果电脑截图。

【C-2】提供预防保健服务。

开展含健康教育、预防接种、传染病及突发公共卫生事件报告和处理、卫生计生监督协管等预防保健服务。

评价方式方法：

依据2.2.3.2健康教育、2.2.3.3预防接种、2.2.3.12传染病及突发公共卫生事件报告和处理、2.2.3.13卫生计生监督协管等6条标准评审结果评判，6条标准均达到C级及以上水平则此项合格。

建议上传佐证资料：

机构执业许可证照片、4项服务相关图片、4项服务自评电脑截图。

**【C-3】提供综合性、连续性的健康管理服务。**

对辖区内常住居民尤其是 65 岁及以上老年人、高血压及 2 型糖尿病等慢性疾病患者、0～6 岁儿童、孕产妇、严重精神障碍患者、肺结核患者等重点人群的健康危险因素进行全方位且连续的管理服务,达到维护或促进健康的目的。

评价方式方法:

依据 2.2.3.4—2.2.3.10 公共卫生服务项目等 7 条标准评审结果评判,7 条标准均达到 C 级及以上水平则此项合格。

建议上传佐证资料:

开展 7 项服务图片、7 项服务自评电脑截图。

**【C-4】承担县(区)级卫生行政部门委托的卫生管理职能(社区卫生服务中心无此要求)。**

主要指对所辖区域卫生室(所)等的基本医疗及公共卫生服务行使管理的职责与能力。

评价方式方法:

现场查看相关文件及管理记录。

建议上传佐证资料:

区和单位两级对辖区卫生室(所)进行管理的文件;单位对卫生室的管理组织、职责、制度规定、年度计划等;日常管理图片如培训、考核、月季度检查记录、奖惩记录表单、总结等。

**【B】具有辐射一定区域范围的医疗服务能力。**

社区卫生服务中心(或卫生院)除服务本辖区居民以外,还有一定的服务辖区外居民的能力。

评价方式方法:

可通过机构特色科室建设情况以及现场调查本卫生院或中心门诊和(或)住院诊疗量中外乡镇(外街道)居民就诊占比。

建议上传佐证资料:

门诊和(或)住院诊疗量中外乡镇或外街道居民就诊占比具体比例说明;信息系统中体现服务辖区外一定比例病人的截图。

备注:社区卫生服务中心加传特色科室命名文件。

**【A】社区卫生服务中心:承担其他基层医疗卫生机构的教学、培训工作。**

4.7.2 培训管理达到 C 级及以上水平则此项合格,同时具有医学院校教学基地或住院医师规范化培训基层实践基地的功能。

评价方式方法:

依据 4.7.2 培训管理评审结果评判,同时查看医学院校教学基地或住院医师规范化培训基层实践基地的相关文件。

建议上传佐证资料:

教学基地或实践基地的相关文件;开展教学及培训的相关照片;4.7.2 培训管理自评电脑截图。

【A】**乡镇卫生院：承担对周边区域内其他卫生院的技术指导。**

在周边区域内医疗技术能力和基本公共卫生服务能力等方面具有领先地位，对周边其他卫生院进行技术指导。

**评价方式方法：**

现场查看相关文件及技术指导记录。

**建议上传佐证资料：**

区下发的承担区域内医疗与公卫技术指导任务的文件；对周边其他卫生院医务人员培训、帮扶计划及协议；培训、督导图片；培训人员名单、签到表、考核成绩、总结等。

## 1.1.2　主要任务

社区卫生服务中心（乡镇卫生院）的主要职责是提供预防、保健、健康教育、计划生育等基本公共卫生服务和常见病、多发病的诊疗服务以及部分疾病的康复、护理服务，向医院转诊超出自身服务能力的常见病、多发病及危急和疑难重症病人，并受区县级卫生健康行政部门委托，承担辖区内的公共卫生管理工作，负责对社区卫生服务站（村卫生室）的综合管理、技术指导等工作。

【C-1】**提供当地居民常见病、多发病的门诊服务。**

常见病、多发病是指辖区常见的以内科、外科、妇科、儿科等为主的、经常发生的、出现频率较高的疾病。

**评价方式方法：**

依据2.2.1.3内（儿）科医疗服务、2.2.1.4外科医疗服务、2.2.1.6全科医疗服务、2.2.1.7中医医疗服务等4条准评审结果评判。4条款均达到C级及以上，则此项合格。

**建议上传佐证资料：**

信息系统中内（儿）、外、妇、中医、全科等医师门诊日志截图（标注科室），截图内容反映出日常为居民提供了常见病、多发病服务；4项服务自评截图。

备注：社区卫生服务中心为3条标准（2.2.1.1、2.2.1.3、2.2.1.7），上传3项服务自评截图。

【C-2】**提供适宜技术，安全使用设备和药品。**

提供常见病、多发病的规范诊疗，能规范提供中药饮片、针刺、艾灸、刮痧、拔罐、中医微创、推拿、敷熨熏浴、骨伤、肛肠、其他类等项目中的6类中医药技术方法，能提供辖区居民需要的、与基层医疗机构技术能力相适应的、安全、有效的非限制类医疗技术服务，同时提供与基本功能相匹配的药品和设备。

**评价方式方法：**

依据2.2.1.3内（儿）科医疗服务、2.2.1.4外科医疗服务、2.2.1.6全科医疗服务、2.2.1.7中医医疗服务、1.3.3设备配置、3.8.1药品管理和3.8.2临床用药7条条款评判。7条均达到C级及以上标准则此项合格。

**建议上传佐证资料：**

6种中医药技术服务图片；已开展非限制类医疗技术项目目录；机构药品目录与设备

目录图片;7 条自评截图。

备注:社区卫生服务中心为 5 条标准(2.2.1.3、2.2.1.4、1.3.3、3.8.1、3.8.2),上传 5 条自评截图。

**【C-3】提供中医药服务。**

以中医药理论为指导,运用中医药技术方法,辨证施治内、外、妇、儿等科常见病、多发病,并能提供中医药预防、保健服务。

评价方式方法:

依据 2.2.1.7 中医医疗服务(社区卫生服务中心为 2.2.1.4 条款)、2.2.3.11 中医药健康管理 2 条条款评判,2 条达到 C 级及以上标准则此项合格。

建议上传佐证资料:

中医师门诊日志截图,截图内容反映利用中药及其他中医技术为居民提供了内、外、妇、儿等科常见病、多发病的服务;0~36 月龄儿童中医保健宣传指导折页照片、儿保记录中可见中医保健内容的照片;65 岁以上老年人中医体质保健指导宣传折页照片、信息系统中老年人中医体质辨识结果及运用截图;2 条自评截图。

**【C-4】提供基本公共卫生服务及有关重大公共卫生服务。**

按照基本公共卫生服务规范,提供国家基本公共卫生服务和有关重大公共卫生服务。

评价方式方法:

依据 1.1.1 基本功能提供预防保健服务和 1.1.2 主要任务 2 条条款评判,2 条均达到 C 级及以上标准则此项合格。

建议上传佐证资料:

机构开展基本公共卫生服务项目和有关重大公共卫生服务图片;2 条自评截图。

**【C-5】提供计划生育技术服务。**

为育龄期妇女提供生殖健康服务,开展相关的健康教育,做好就诊指导,做好国家免费避孕药具管理和发放。

评价方式方法:

2.2.4 计划生育技术服务达到 C 级及以上标准则此项合格。

建议上传佐证资料:

乡镇卫生院上传服务区域图片、生殖健康服务项目一览表、部分服务诊疗常规及操作规程图片、计生服务设备图片、宣教资料图片以及该项服务自评截图。

社区卫生服务中心上传服务区域图片、生殖健康咨询制度与流程图片、计生服务设备图片、宣教资料图片、避孕药具发放登记照片以及该项服务自评截图。

**【C-6】提供转诊服务,接收转诊病人。**

对无法确诊及危重的病人转诊到上级医院进行诊治;接收上级医院下转的康复期病人;鉴别可疑传染性患者并转诊到定点医疗机构进行诊断治疗。

评价方式方法:

2.1.4 转诊服务达到 C 级及以上标准则此项合格。

建议上传佐证资料:

与上级医院所签的双向转诊协议图片、上转与下转具体记录图片、疑似传染病鉴别与转诊规定图片以及该项服务自评截图。

【C-7】提供一定的急诊急救服务。

能够在机构进行心肺复苏、止血包扎、躯干及肢体固定等急诊急救服务。

评价方式方法：

2.2.1.2急诊急救服务达到C级及以上标准则此项合格。

建议上传佐证资料：

急诊室图片、急诊设备图片、急救药品配备目录图片、急诊值班医务人员排班表图片、急诊与抢救记录本(图片)、心肺复苏和躯干肢体骨折固定等急救演练或急救实际操作图片以及该项服务自评截图。

【C-8】负责村卫生室(所)业务管理和技术指导(社区卫生服务站业务和技术管理)。

评价方式方法：

查看卫生院工作记录,有1个及以上的村卫生室(所)无相关管理记录则此项不合格。(查看社区卫生服务中心工作记录,有1个及以上的服务站无相关管理记录则此项不合格。)

建议上传佐证资料：

乡镇卫生院上传所管卫生室(所)外景图片(集中在一张图)、辖区村卫生室(所)基本信息表、院村卫生室(所)一体化管理相关制度图片、村医培训图片、考核记录图片和卫生室(所)管理体系及各岗位职责、卫生室(所)药品与耗材领用记录图片、卫生室人员考核方案(含医疗、公卫质量考核、绩效考核)、年度业务(医疗、公卫)培训计划、年度各卫生室考核结果汇总(单位文件要有红头和公章)。

社区卫生服务中心上传所管卫生服务站外景图片(集中在一张图)、所管卫生服务站基本信息表、卫生服务站管理体系及各岗位职责、卫生服务站药品与耗材领用记录图片、卫生服务站人员考核方案(含医疗、公卫质量考核、绩效考核)、年度业务(医疗、公卫)培训计划、年度各卫生服务站考核结果汇总(单位文件要有红头和公章)。

【B-1】提供住院服务。设置有住院病床,能提供常见病、多发病的住院诊疗服务。

评价方式方法：

依据1.3.2床位设置和2.1.2住院服务2条条款评判,1.3.2床位设置达到C级(社区卫生服务中心为B级)及以上,且2.1.2住院服务达到C级及以上标准则此项合格。

建议上传佐证资料：

机构上年度或近季度开放床位数、出入院量与床位使用率汇总、住院病种量统计表格、病区医护人员名单(含岗位、职称);病区图片、病房内图片、信息系统中反映住院量与病种的图片;2条自评截图。

【B-2】卫生院:开展一级常规手术。

一级手术:技术难度较低、手术过程简单、风险度较小的各种手术。

评价方式方法：

现场查看(见附表1*)。

**建议上传佐证资料：**

手术室内外部图片；部分开展一级手术图片(病人隐私保护)；能开展一级手术的医师和麻醉师名单(含职称)；信息系统中反映开展一级手术量与病种的截图；评价指南中的附表1-1(填写完整)。

**【B-2】社区卫生服务中心：提供康复服务。**

能对康复患者进行功能评估并制订康复治疗计划，提供康复治疗服务。

评价方式方法：

2.2.1.6康复医疗服务达到C级及以上标准则此项合格。

**建议上传佐证资料：**

康复室内外景照片、康复设备照片、患者康复治疗照片(病人隐私保护)；功能评估、康复治疗计划病例照片；信息系统中反映康复服务量与病种的截图；该项自评截图。

**【B-3】社区卫生服务中心：提供居家护理服务。**

护理人员深入居民家庭为行动不便等适合在居家条件下进行医疗护理的居民提供相应的护理服务。

评价方式方法：

现场查看居家护理工作记录。

**建议上传佐证资料：**

居家护理工作图片、居家护理项目一览表、居家护理登记照片、年度居家护理工作统计表。

**【A】社区卫生服务中心：提供家庭病床服务。**

对需要连续治疗但本人生活不能自理或者行动不便且符合相关要求的，由社区卫生服务机构在其家中设立病床并提供定期查床、治疗、护理等服务，同时在特定病历上记录服务过程。

评价方式方法：

现场查看家庭病床服务病历记录。

**建议上传佐证资料：**

家庭病床服务工作图片、信息系统中反映家庭病床建撤床记录截图、家庭病床病历照片及病程记录照片。

**【A-1】卫生院：开展二级常规手术。**

二级手术：技术难度一般、手术过程不复杂、风险度中等的各种手术。

评价方式方法：

现场查看(见附表1)。

**建议上传佐证资料：**

二级手术相关设备设施图片；部分开展二级手术图片(病人隐私保护)；机构手术分级

---

\* 注：本书中附表均指《社区卫生服务中心服务能力评价指南(2019年版)》中附表。

管理制度,有二级手术资质的医师、麻醉师名单(含职称);附表1(填写完整)。

**【A-2】卫生院:承担辖区内部分急危重症的诊疗。**

具备为循环系统、呼吸系统急危重症患者和肾功能衰竭、急性中毒、休克等急危重症患者做出初步诊断和开展急救处理的技能。

评价方式方法:

2.2.1.2急诊急救服务达到C级以上标准。

建议上传佐证资料:

抢救记录本中含上述抢救记录内容的图片;急诊室休克、心梗、脑卒中、哮喘持续状态、急性肾衰竭、急性中毒抢救流程图片;相关急救设备图片;自评截图。

# 1.2　科室设置

## 1.2.1　临床科室

临床科室是社区卫生服务中心(卫生院)诊疗业务和医疗服务的主体,它直接担负着对病人的接收、诊断、治疗等任务,其科学合理的设置,能够使社区居民就近享有安全、有效、方便、经济的基本医疗服务。

**【C】社区卫生服务中心:设置全科诊室、中医诊室、康复治疗室、抢救室、预检分诊室(台)。**

按照服务人口数量确定上述各临床科室数量及使用面积,达到《社区卫生服务中心、站建设标准(建标163-2013)》要求。

评价方式方法:

现场查看。

建议上传佐证资料:

上述门诊科室开门外景图片,含上述门诊科室布局平面图(用红色框标注好上述科室);上述科室面积表、上述科室医生一览表。有设备的科室上传设备一览表(标准中小诊室面积为3.0 m×4.2 m,大诊室面积为3.3 m×4.5 m)。

**【C-1】卫生院:设立全科医疗科、内(儿)科、外科、妇(产)科、中医科。**

上述各科室面积达到《乡镇卫生院建设标准》(建标107-2008)要求。

评价方式方法:

现场查看。

建议上传佐证资料:

上述门诊科室开门外景图片,含上述门诊科室布局平面图(用红色框标注好上述科室);上述科室面积表、上述科室医生一览表。有设备的科室上传设备一览表(标准中小诊室面积为3.0 m×4.2 m,大诊室面积为3.3 m×4.5 m)。

**【C-2】卫生院:设置输液室、急诊(抢救)室、肠道及发热诊室等。**

按照服务人口数量确定上述各临床科室数量及面积,达到《乡镇卫生院建设标准》(建标107-2008)要求。肠道诊室、发热诊室的标准按照当地的相关标准执行。

**评价方式方法:**

现场查看。

**建议上传佐证资料:**

上述门诊科室能看到标牌的开门外景图片;输液室(含配液室)、急诊(抢救)室内景照片;含上述科室的科室布局平面图(用红框标注);上述科室面积表。注意输液室(注射室)应与观察治疗室相邻设置。

**【B】设置口腔科、康复科、中医综合服务区(卫生院加设儿科)。**

康复科通行区域应体现无障碍设计。无障碍设施包括无障碍通道、出入口、门、楼梯、电梯、扶手等。室外通行的无障碍通道宽度不宜小于1.5 m,室内通道应设置无障碍通道,净宽不应小于1.8 m,并设置无障碍扶手;主要出入口应为无障碍出入口,宜设置为平坡出入口;门开启后,通行净宽不小于1 m,门槛高度及门内外高差不应大于15 mm,并以斜面过渡,且便于开关;电梯为无障碍电梯。中医综合服务区使用面积原则上不低于80 m²,装修装饰体现中医药文化特色,中医诊室、中医治疗室集中设置,装修装饰体现中医药文化特色,形成中医药文化氛围浓厚并相对独立的中医综合服务区,诊区外悬挂"中医馆""国医堂"等牌匾。

如属乡镇卫生院,上述各科室达到《乡镇卫生院建设标准》(建标107-2008)要求。

**评价方式方法:**

现场查看。

**建议上传佐证资料:**

上述门诊科室开门外景图片;口腔科、康复科、中医综合服务区内景照片;含上述科室的科室布局平面图(用红框标注);上述科室面积表、上述科室医生一览表。口腔、康复科上传设备一览表。康复科通行区域无障碍设施须特别上传照片,并对照要求红色字体部分标注本机构实际数据。

**【A】卫生院:至少设立3个以下科室和1个特色科室。**

科室包括:眼科、耳鼻咽喉科(可合并设立五官科)、重症监护室、血液透析室、急诊科、皮肤科、麻醉科、手术室(可合并设立)、体检中心。特色科室有一定的医疗服务辐射能力。

**【A】社区卫生服务中心:至少设立1个特色科室,有一定的医疗服务辐射能力。**

特色科室有相对独立的诊疗用房,诊疗科目符合《医疗机构诊疗科目名录》(卫医发〔1994〕第27号)和《医疗技术临床应用管理办法》(国家卫健委2018年1号令)相关规定要求。特色科室诊疗收入或诊疗量应占有一定比例,原则上应不低于10%。

**评价方式方法:**

现场查看相关科室设立文件及收入、诊疗量等数据。

**建议上传佐证资料:**

乡镇卫生院上传相关科室照片,上传开设血液透析室、二级以上手术、重症监护室、麻醉科申请与批复文件,上传含上述科室的科室布局平面图(用红框标注),上传上述科室设备人员一览表(上年度),上传特色科室确认文件及年度上述 3 个科室和特色科室诊疗收入或诊疗量信息系统中统计截图和上述科室诊疗收入与诊疗量在全院门诊科室中占比说明。

社区卫生服务中心上传特色科室照片,上传特色科室的科室布局平面图(用红框标注);上传特色科室设备人员一览表(上年度),上传上年度特色科室诊疗收入或诊疗量信息系统中统计截图及特色科室确认文件、年度特色科室诊疗收入或诊疗量在全中心门诊科室中占比说明。

## 1.2.2 医技及其他科室

医技及其他科室包括药房、检验科、放射科、B 超室、心电图室、健康信息管理室、消毒供应室等,是社区卫生服务机构或乡镇卫生院的重要组成部分,主要为临床科室和公共卫生服务的开展提供技术支持。

**【C】社区卫生服务中心:设置药房、检验科、放射科、B 超室、心电图室(B超与心电图室可合并设立)、健康信息管理室、消毒供应室(可依托有资质的第三方机构)。**

按照服务人口数量确定上述各临床科室数量及使用面积,达到《社区卫生服务中心、站建设标准》(建标 163—2013)要求。

**【C】乡镇卫生院:设置药房、检验科、放射科、B 超室、心电图室(B 超与心电图室可合并设立)。**

上述各科室达到《乡镇卫生院建设标准》(建标 107—2008)要求。

**评价方式方法:**

现场查看。

**建议上传佐证资料:**

上述科室外景与内景照片、含上述科室的平面布局图(用红框标注);主要设备图片、相关科室设备一览表、面积一览表、人员一览表(注意乡镇检验科标准为不小于 4.5 m×6.0 m;放射科基础标准为 6.0 m×6.0 m)。

备注:如社区卫生服务中心消毒供应室系委托第三方,须上传委托协议、第三方资质批复照片。

**【B】社区卫生服务中心:设置中药房。**

独立设置,中药饮片不低于 300 种。

**评价方式方法:**

现场查看。

**建议上传佐证资料:**

中药房外景与内景照片;含中药房的科室平面图(用红框标注,同时注明各自面积);中药房人员一览表;信息系统中能看出品种和库存量的截图和中药品种目录照片(体现中药饮片不能低于 300 种)。

**【B-1】乡镇卫生院：增设消毒物品储藏室（可依托有资质的第三方机构）。**

设置消毒物品储藏室，符合《基层医疗机构医院感染管理基本要求》（国卫办医发〔2013〕40号）建设业务用房要求，提供存放、保管及发放无菌物品的清洁区域。存放无菌物品保持包装完整，注明物品名称、灭菌日期、失效日期，以及检查打包者姓名或编号、灭菌器编号、灭菌批次号等标识，按灭菌日期顺序置于无菌物品存放柜内，并保持存放柜清洁干燥。建立健全岗位职责、操作规程、消毒隔离等管理制度。可由符合条件的医疗机构或有资质的第三方机构提供消毒供应服务。

**评价方式方法：**

现场查看储藏室或相关委托协议及工作记录。

**建议上传佐证资料：**

消毒物品储藏室外景照片；含消毒物品储藏室的科室平面布局图；岗位职责、操作规程及消毒隔离管理制度照片；无菌物品接收记录本、领用记录本（如系委托须上传委托协议、第三方资质批复照片）；存放、保管及发放无菌物品的清洁区域的实景照片并标注面积；无菌包按灭菌日期顺序放置于无菌物品存放柜内的照片；按要求在包装外注明相应标识的无菌物品包的照片。

**【B-2】乡镇卫生院：中西药房分设。**

中药房独立设置，中药饮片不低于300种。

**评价方式方法：**

现场查看。

**建议上传佐证资料：**

中西药房外景与内景照片；含中药房的科室平面图（用红框标注，同时注明各自面积）；中药房人员一览表；信息系统中品种和库存量的截图和中药品种目录照片（中药饮片不能低于300种）。

**【A】社区卫生服务中心：承担教学任务的机构，配置操作实训室。**

独立设置操作实训室，面积不少于30 m²，且配备不少于10种教学模型〔心肺、腹部触诊组合仿真系统、拆线换药模拟人、四肢骨折固定模拟人、心肺复苏按压板、躯干模型（带头）、心肺复苏训练及考核系统－除颤版〔血压测量手臂，静脉穿刺手臂，下半身可进行男、女导尿、肌注〕、导尿灌肠操作模型、正常大小口腔护理操作模型（带脸颊）、血压测量操作手臂模型、臀部肌内注射操作模型和高仿真静脉注射操作手臂模型等〕。

**评价方式方法：**

现场查看。

**建议上传佐证资料：**

实训室内景与外景照片；实训室教学模具照片；实训室面积；模具配备一览表或说明。

**【A-1】乡镇卫生院：增设消毒供应室。**

消毒供应室应符合原卫生部《关于下发〈医院感染管理规范（试行）〉的通知》（卫医发〔2000〕431号）要求，严格执行原卫生部（88）卫医字第6号《医院消毒供应室验收标准》。消毒供应室宜设在业务区的适中部位，并相对独立；消毒供应室平面布置应符合工艺流程和洁污分区的要求,消毒应与贮存、分发室相邻,并设传递窗相通。购置安装的消毒设施应符合国家有关规定。

**评价方式方法:**

现场查看。

**建议上传佐证资料:**

消毒供应室外景、各功能分区内景照片、消毒设备照片、洗涤池照片、消毒室与贮存及分发室相通传递窗照片;消毒供应室的科室平面图(用红框标注,同时注明各自面积);消毒供应室专(兼)职人员名单及岗位职责、消毒供应室规章制度。

**【A-2】乡镇卫生院:增设医学影像科。**

依据《乡镇卫生院建设标准》(建标〔2008〕142号)、《放射诊疗管理规定》(2016年修订)和《放射科X射线辐射防护管理规定》相关规定,设置医学影像科。放射科宜设在底层,并与门诊部和住院部联系方便;放射科应设有透视(摄片)室、暗室等用房;暗室应与透视(摄片)室相邻;透视(摄片)室的空间尺寸、墙体、地面、门窗等,应满足设备安装和放射防护要求;透视(摄片)机房应有通风、换气措施。

**评价方式方法:**

现场查看。

**建议上传佐证资料:**

放射科诊疗许可证、放射科外景照片、透视(摄片)室、暗室等内部照片(加附一张体现暗室与摄片室相邻的照片);放射科的科室布局平面图、放射设备一览表、工作人员一览表、上年度放射防护监测报告、放射科上年度设备质量控制检测报告照片。

## 1.2.3 公共卫生科或预防保健科

**【C】社区卫生服务中心:包含预防接种室、预防接种留观室、儿童保健室、妇女保健(计划生育指导)室、健康教育室等。**

按照服务人口数量确定上述各临床科室数量及使用面积,达到《社区卫生服务中心、站建设标准》(建标163-2013)要求。预防接种室应放置足够的留观座椅,配备饮水机、挂钟和音像宣教设备。

**评价方式方法:**

现场查看。

**建议上传佐证资料:**

上述科室开门外景照;接种室接种台照片;留观室留观座椅、饮水机、挂钟和音像宣教设备照片;含上述科室的布局平面图照片(用红框标注,注明面积)。

**【C】乡镇卫生院:包含预防接种室、预防接种留观室、儿童保健室、妇女保健室、健康教育室等。**

上述各室达到《乡镇卫生院建设标准》(建标107-2008)要求。预防接种室应放置足够的留观座椅,配备饮水机、挂钟和音像宣教设备。

**评价方式方法：**

现场查看。

**建议上传佐证资料：**

上述科室开门外景照；接种室接种台照片；留观室留观座椅、饮水机、挂钟和音像宣教设备照片；含上述科室的布局平面图照片(用红框标注，注明面积)。

**【B-1】社区卫生服务中心：设置听力筛查、智力筛查室。**

听力筛查室可与智力筛查室合并使用。

**评价方式方法：**

现场查看。

**建议上传佐证资料：**

听力、智力筛查室外景照片，内部设备照片；上传含上述科室的布局平面图照片(红框标注，注明面积)。

**【B-2】社区卫生服务中心：预防接种门诊达到当地规范化门诊建设标准。**

社区卫生服务中心根据当地卫生健康行政部门《规范化预防接种门诊评审方案》参加创建评审，并通过复核验收，取得规范化预防接种门诊命名。

**评价方式方法：**

查看当地卫生健康行政部门规范化预防接种门诊评审验收合格报告或公布名单文件。

**建议上传佐证资料：**

卫生健康行政部门规范化预防接种门诊评审验收合格报告或公布名单文件、预防接种规范化门诊的公示牌照片等。

**【B-1】乡镇卫生院：预防接种门诊达到当地规范化门诊建设标准。**

乡镇卫生院根据当地卫生健康行政部门《规范化预防接种门诊评审方案》参加创建评审，并通过复核验收，取得规范化预防接种门诊命名。

**评价方式方法：**

查看当地卫生健康行政部门规范化预防接种门诊评审验收合格报告或公布名单文件、预防接种规范化门诊的公示牌。

**建议上传佐证资料：**

卫生健康行政部门规范化预防接种门诊评审验收合格报告或公布名单文件、预防接种规范化门诊的公示牌照片等。

**【B-2】乡镇卫生院：设置听力筛查、智力筛查室。**

听力筛查室可与智力筛查室合并使用。

**评价方式方法：**

现场查看。

**建议上传佐证资料：**

听力、智力筛查室外景照片、内部设备照片及上述科室的布局平面图照片(红框标注，注明面积)。

**【A-1】增设心理咨询室、健康小屋、预防保健特色科室等。**

心理咨询室设有独立业务用房,有专(兼)职人员,诊室设置安静、温馨,一人一诊室,配备必要的心理测量量表,并有工作开展记录。健康小屋应配备计算机硬件及网络、身高体重仪、血压计、血糖仪、腰围仪、健康评估一体机、视力表、糖尿病视网膜筛查仪、超声骨密度检测仪、肺功能检测仪等5种以上设备,数据与公共卫生信息系统互联互通。设置生长发育门诊等与预防保健相关的特色科室。

**评价方式方法:**

现场查看。

**建议上传佐证资料:**

心理咨询室、健康小屋、生长发育门诊等与预防保健相关的特色服务科室外景照片(如营养门诊、戒烟门诊等),内部设备照片(心理诊室加照心理测量量表等);含上述科室的布局平面图照片(红框标注,注明面积);心理咨询室工作人员一览表;心理咨询室门诊日志照片;健康小屋外景照片、健康小屋配置的肺功能检测仪等5种以上仪器照片及体现健康小屋设备与机构公共卫生信息系统互联互通的照片。

**【A-2】预防接种门诊达到数字化门诊建设标准。**

候诊、预检、留观等程序融为一体,门诊管理与免疫规划网络信息管理平台无缝对接。有24小时不间断冷链监控,断电或温度偏离时,报警短信实时发送至相关负责人,有效保障疫苗使用安全。

**评价方式方法:**

现场查看。

**建议上传佐证资料:**

预防接种门诊信息系统照片;冷链监控设施照片;冷链监控报警至相关负责人的短信照片。

## 1.2.4 计划生育科(社区卫生服务中心无此要求)

**【C-1】有开展计划生育技术服务场所及相关设施。**

设置接诊室、检查室、计划生育手术室,手术室应具备消毒设施。

**评价方式方法:**

现场查看。

**建议上传佐证资料:**

相关科室外景照片、相关科室内景照片、手术室消毒设施照片;相关科室布局平面图(红框标注,注明面积)。

**【C-2】有计划生育科普知识宣传资料架和药具展示柜等。**

提供避孕节育、生殖健康服务的宣传与咨询,有必要的宣传品、咨询挂图和模型、药具展示柜等。

**评价方式方法:**

现场查看。

建议上传佐证资料：

避孕节育、生殖健康宣传品、咨询挂图和模型、药具展示柜等照片；避孕节育、生殖健康咨询登记记录。

**【B】计划生育咨询室、手术室分开设置，布局合理。**

计划生育咨询室与手术室分设。手术室远离污染源，手术间内不设洗手池。手术间外设缓冲区，有上下水道、刷手池。

**评价方式方法：**

现场查看。

**建议上传佐证资料：**

计划生育咨询室、手术室外景照片；手术室内照片、手术间外缓冲区照片（要体现含有上下水道、刷手池）；上述科室布局平面图。

**【A】计划生育科达到规范化设置。**

除接诊室、检查室、计划生育咨询室以及手术室外，还具备观察室；手术室空气流通，光线充足，手术间为水磨石或地砖地面，墙面和天花板及边角光滑便于清洁消毒，毛玻璃窗户，活动门，有纱窗和纱门。进入手术室前有缓冲区（包括更衣），并设有洗手及清洁器械池，必要时应有取暖和降温设施。

手术、消毒灭菌以及诊断、检验、治疗设备应齐全，包括妇科手术床、手术灯、紫外线消毒灯、手术器械柜、妇科冲洗设备、术前洗手设备、放（取）宫内节育器包、污物桶等。

**评价方式方法：**

现场查看。

**建议上传佐证资料：**

卫生健康行政部门颁发通过计划生育规范化门诊验收文件照片；科室内景与外景照片、手术观察室、术前缓冲区（含更衣室）、空调、相关设备照片；手术室设备配备一览表。

## 1.2.5 职能科室

**【C】设有院办、党办、医务（质控）、护理、财务、病案管理、信息、院感、医保结算、后勤管理等专（兼）职岗位。**

设专（兼）职人员分别负责上述岗位工作。

**评价方式方法：**

查看岗位设置人员名单。

**建议上传佐证资料：**

上述岗位专（兼）职人员一览表；上述岗位岗位职责图片。

**【B】至少设立3个以下职能科室：院办、党办、医务（质控）、护理、财务、病案管理、信息、院感、医保结算、后勤管理等。**

**评价方式方法：**

查看岗位设置人员名单。

**建议上传佐证资料：**

相关职能科室外景照片,科室岗位设置、岗位职责与科室工作人员一览表。

**【A】独立设立病案管理科、院感科。**

**评价方式方法：**

现场查看。

**建议上传佐证资料：**

相关职能科室内景与外景照片,科室岗位设置、岗位职责与科室工作人员一览表。

# 1.3 设施设备

## 1.3.1 建筑面积

根据辖区服务人口、床位等确定标准建筑面积,社区卫生服务中心的实际业务用房建筑面积应不低于标准建筑面积。

社区卫生服务中心如果未设置床位,则相关要求不适用。

**【C】按服务人口数量业务用房面积达标：1 400 m²/3 万～5 万人口、**

　　**1 700 m²/5 万～7 万人口、2 000 m²/7 万～10 万人口。**

注：20 张床位及以下,建筑面积达到 300～1100 m²(乡镇卫生院要求)。

**工作要求：**

根据《社区卫生服务中心、站建设标准》(建标 163－2013),社区卫生服务中心的建筑面积根据当地医疗机构设置规划、区域卫生规划,综合考虑辖区内服务人口、经济发展水平、服务半径、交通条件等确定。服务人口即服务(常住)人口数,应与"卫统 1－2 表"中"年末服务(常住)人口数"一致。业务用房面积即业务用房的房屋建筑面积。

**工作概况：**

查看执业许可证、与填报业务用房面积相等(可累加)的房产证、租赁协议或其他面积相关证明材料。

**支持性材料目录(建议)：**

1. 医疗机构执业许可证(正副本)。

2. 社区卫生服务中心建筑面积统计表、房产面积证明照片(含房产证、租赁合同、免费使用证明等)。

3. 前年卫统表(表 1－2)。

4. 标准建筑面积对照表。

**支持性材料(建议)：**

1. 医疗机构执业许可证(正副本)。

2. 社区卫生服务中心建筑面积统计表[建筑面积＝房屋建筑面积(有证)＋租房面积

（租赁）＋其他面积（不属于上述两类，但能够提供相关证明材料支撑的）]。

3. 房产面积证明照片（含房产证、租赁合同、免费使用证明等）（PDF 格式文件）。

4. 前年卫统表（表 1－2）—（四、九）。

5. 标准建筑面积对照表并标注是否达标。

【B】21～99 张床位，每增设 1 张床位，建筑面积至少增加 50 m²（乡镇卫生院要求）。

注：卫生院的实有建筑面积应不低于标准建筑面积。标准建筑面积（m²）＝300（m²）＋（编制床位－20）×50（m²）。

## 【B－1】设有病床的社区卫生服务中心按照相关要求增加建筑面积。

## 【B－2】1～50 张床位，每增设 1 张床位，建筑面积至少增加 25 m²。

**工作要求：**

床位指编制床位数，即由卫生行政部门核定的床位数，应与"卫统 1－2 表"中"编制床位"数一致。社区卫生服务中心的实有建筑面积应不低于标准建筑面积。

标准建筑面积（m²）＝1 400/1 700/2 000（m²）＋编制床位×25（m²）。

**工作概况：**

查看执业许可证，计算标准面积并对照。

**支持性材料目录（建议）：**

1. 医疗机构执业许可证（正副本）。

2. 社区卫生服务中心建筑面积统计表。

3. 房产面积证明照片（含房产证、租赁合同、免费使用证明等）（PDF 格式文件）。

4. 前年卫统表（表 1－2）。

5. 标准建筑面积对照表。

**支持性材料（建议）：**

1. 医疗机构执业许可证（正副本）（核定的床位数作显著标注）。

2. 社区卫生服务中心建筑面积统计表。

3. 房产面积证明照片（含房产证、租赁合同、免费使用证明等）。

4. 前年卫统表（表 1－2）—（三）。

5. 标准建筑面积对照表并标注是否达标。

## 【A】50 张床位以上，每增设 1 张床位，建筑面积至少增加 30 m²。

注：100 张床位及以上，每增设 1 张床位，建筑面积至少增加 55 m²（乡镇卫生院要求）。

**工作要求：**

社区卫生服务中心的实有建筑面积应不低于标准建筑面积。

标准建筑面积（m²）＝1 400/1 700/2 000（m²）＋50×25（m²）＋（编制床位－50）×30（m²）

卫生院的实有建筑面积应不低于标准建筑面积。

标准建筑面积（m²）＝300（m²）＋（99－20）×50（m²）＋（编制床位－99）×55（m²）

**工作概况：**

查看执业许可证，计算标准面积并对照。

**支持性材料目录(建议):**

1. 医疗机构执业许可证(正副本)。

2. 社区卫生服务中心建筑面积统计表。

3. 房屋面积证明照片(含房产证、租赁合同、免费使用证明等,PDF 格式文件)。

4. 前年卫统表(表 1-2)。

5. 标准建筑面积对照表。

**支持性材料(建议):**

1. 医疗机构执业许可证(正副本)。

2. 社区卫生服务中心建筑面积统计表。

3. 房产面积证明照片(含房产证、租赁合同、免费使用证明等)。

4. 前年卫统表(表 1-2)—(三)。

5. 标准建筑面积对照表。

[备注]:

1. 若三个等级只是数量上的递增,则附件只需报一次即可,无须多次上报。

2. 标准面积对照表

|  | 人口(万) | C(m²) | B(m²) | A(m²) |
|---|---|---|---|---|
| 社区卫生服务中心 | 3～5 | ≥1 400 | >1 425 | >2 650 |
|  | 5～7 | ≥1 700 | >1 725 | >2 950 |
|  | 7～10 | ≥2 000 | >2 025 | >3 250 |
| 卫生院 |  | ≥300 | >350 | >4 250 |

## 1.3.2 床位设置★

**工作要求:**

社区卫生服务中心的床位规模应根据当地医疗机构设置规划,考虑服务人口数量、当地经济发展水平、服务半径、交通条件等因素合理确定。病床配置应向内科疾病、外科疾病、老年疾病、康复科疾病等倾斜。

社区卫生服务中心如果未设置床位,则该条款不适用。

注:【C】实际开放床位 10～20 张(乡镇卫生院要求)。

**【B】根据服务范围和人口合理配置,至少设日间观察床 5 张。**

**工作要求:**

日间观察床数应与"卫统 1-2 表"中"观察床"数保持一致。

**工作概况:**

现场查看卫统表及工作记录。

**支持性材料目录(建议):**

1. 前年卫统表(表 1-2)。

2. 日间观察床数工作记录。

支持性材料(建议):

1. 前年卫统表(表1-2)—(三)。

2. 日间观察床照片、实际收费票据照片。

3. 日间观察床工作记录。

## 【B-1】实际开放床位20—50张。

注:实际开放床位21—99张(乡镇卫生院要求)。

**工作要求:**

实际开放床位指实有床位,即年底固定实有床位,包括正规床、简易床、监护床、超过半年加床、正在消毒和修理床位、因扩建或大修而停用床位。

实际开放床位数应与"卫统1-2表"中"实有床位"一致。

**工作概况:**

现场查看卫统表及工作记录。

**支持性材料目录(建议):**

1. 前年卫统表(表1-2)—(三)。

2. 实际开放床位数及组成说明。

3. 实际开放床位工作记录。

**支持性材料(建议):**

1. 前年卫统表(表1-2)—(三)。

2. 实际开放床位数及组成说明(如有超半年加床、简易床、监护床、在建床位等)。

3. 加床、监护床等现场照片。

4. 因扩建或大修而停用床位照片。

5. 扩建或大修工程的立项批复。

6. 实际开放床位收费明细、病历首页、出入院记录、巡视卡等。

## 【B-2】根据需要合理设置家庭病床。

**工作要求:**

填报的家庭病床数应与"卫统表1-2"中"全年开设家庭病床总数"一致。

**工作概况:**

现场查看卫统表并查看工作记录。

**支持性材料目录(建议):**

1. 前年卫统表(表1-2)—(三)。

2. 家庭病床工作记录。

**支持性材料(建议):**

1. 前年卫统表(表1-2)—(三)。

2. 前年度家庭病床建床明细表。

3. 家庭病床患者病历、收费票据、出入院记录、服务照片等。

4. 家庭病床服务协议。

## 【A】实际开放床位50张及以上。

同【B-1】。

注:实际开放床位 100 张及以上(乡镇卫生院要求)。

[备注]:若三个等级只是数量上的递增,则附件只需报一次即可,无须多次上报。

## 1.3.3 设备配置

配备合理、适宜的医疗设备,是开展家庭医生签约服务、提供基本公共卫生服务、建立分级诊疗体系的重要基础,是提供公平、可及、系统、连续的预防、治疗、康复、健康促进等健康服务的保障。

【C】参照《关于印发城市社区卫生服务中心、站基本标准的通知》(卫医发〔2006〕240 号)要求配备相关设备,配备必要的中医药服务设备。

**工作要求:**

配备"附表 1 基本设备和中医药服务设备清单"中 90% 以上的基本设备,并配备 6 种以上中医诊疗设备和康复设备,则认为符合此指标要求。

**工作概况:**

现场查看。见附表 1。

**支持性材料目录(建议):**

1. 中心诊疗目录表。

2. 基本设备和中医药服务设备清单。

3. 合作项目相关记录。

**支持性材料(建议):**

1. 中心诊疗目录表。

2. 基本设备和中医药服务设备清单(附表 1),要求配备其中 90% 以上基本设备以及 6 种以上中医诊疗设备和康复设备。

3. 虚拟中药房配送合作协议、相关信息化操作界面等。

4. 检验科合作协议、实际操作的报告单照片等。

[备注]:

1. 中医诊疗设备和康复设备配备清单中各类设备配备其中一种即达标。

2. 信息化手段须提供信息数据支撑,如虚拟中药房等。

3. 合作项目须提供合作外送协议和数据支撑,如生化、发光、细菌培养等检验科项目。

【B-1】配备与诊疗科目相匹配的其他设备。

**工作要求:**

配备与诊疗科目相匹配的其他设备。

**工作概况:**

现场查看。

**支持性材料目录(建议):**

1. 中心诊疗目录表。

2. 主要设备统计表。

**支持性材料(建议):**

1. 中心诊疗目录表。

2. 主要设备统计表中增加口腔科、康复科、中医综合服务区中的相关设备清单。

3. 口腔科、康复科、中医综合服务区中的相关设备照片。

## 【B-2】DR、彩超、全自动生化分析仪、血凝仪、十二导联心电图机、心电监测仪、远程心电监测。

**工作要求:**

全部配备 DR、彩超、全自动生化分析仪、血凝仪、十二导联心电图机、心电监测仪、远程心电监测仪器,则认为符合此指标要求。

**工作概况:**

现场查看。见附表 2。

**支持性材料目录(建议):**

1. 中心诊疗目录表。

2. 主要设备统计表(附表 2)。

**支持性材料(建议):**

1. 中心诊疗目录表(只体现与条款相关诊疗目录或重点标注)。

2. 主要设备统计表(附表 2)(只体现与条款相关设备统计表或重点标注)。

3. 以上设备照片并标注名称。

## 【B-3】配备一定数量基于信息化的便携式出诊设备和出诊交通工具。

**工作要求:**

配备一定数量基于信息化的便携式出诊设备和出诊交通工具。

**工作概况:**

现场查看。

**支持性材料目录(建议):**

1. 主要设备统计表。

2. 信息化的便携式出诊设备和出诊交通工具照片。

**支持性材料(建议):**

1. 主要设备统计表中增加信息化的便携式出诊设备和出诊交通工具。

2. 信息化的便携式出诊设备和出诊交通工具照片。

## 【A】空气消毒机、呼吸机、动态心电监测仪、动态血压监测仪等设备仪器。

注:配备 CT、急救型救护车、全自动化学发光免疫分析仪等设备(乡镇卫生院要求)。

**工作要求:**

全部配备空气消毒机、呼吸机、动态心电监测仪、动态血压监测仪,则认为符合此指标要求。

**工作概况:**

现场查看。见附表 2。

**支持性材料目录(建议):**

1. 主要设备统计表(附表 2)。

2. 空气消毒机、呼吸机、动态心电监测仪、动态血压监测仪等仪器设备照片。

**支持性材料(建议):**

1. 主要设备统计表(附表2)。

2. 空气消毒机、呼吸机、动态心电监测仪、动态血压监测仪等仪器设备照片。

## 1.3.4 公共设施

根据《无障碍设计规范》(GB 50763－2012)等相关规范要求设置公共设施。

【C‐1】卫生厕所布局合理。

**工作要求:**

首层应至少设置1处卫生厕所,达到有墙、有顶,贮粪池不渗、不漏、密闭有盖,厕所清洁、无蝇蛆、基本无臭,粪便必须按规定的要求清出,男女应分开设置。首层厕所中至少1处厕所应配备无障碍设施,可男女分设或建设无性别卫生间。男厕所的无障碍设施包括1个无障碍厕位、1个无障碍小便器和1个无障碍洗手盆;女厕所的无障碍设施包括至少1个无障碍厕位和1个无障碍洗手盆。

**工作概况:**

现场查看。

**支持性材料目录(建议):**

卫生厕所照片。

**支持性材料(建议):**

1. 首层厕所照片,注明地点,体现男女分设或为无性别卫生间。

2. 男女厕所内无障碍设施照片,分别注明无障碍厕位、无障碍小便器和无障碍洗手盆。

【C‐2】无障碍设施符合相关标准要求。

**工作要求:**

无障碍设施包括无障碍通道、出入口、门、楼梯、电梯、扶手等,此处的无障碍设施不包括厕所。

室外通行的无障碍通道宽度不宜小于1.5 m,室内通道应设置无障碍通道,净宽不应小于1.8 m,并设置无障碍扶手;主要出入口应为无障碍出入口,宜设置为平坡出入口;门开启后,通行净宽度不小于1 m,门槛高度及门内外高差不应大于15 mm,并以斜面过渡,且便于开关;同一建筑内应至少设置一部无障碍楼梯,若设有电梯组,每组电梯设置一部无障碍电梯;住院部(如有)病人活动室墙面四周应设置高度适宜的扶手。以上条件均符合,则认为达到该指标要求。

**工作概况:**

现场查看。

**支持性材料目录(建议):**

无障碍设施照片(不包括厕所)。

**支持性材料(建议):**

1. 室外通行的无障碍通道照片,标注通道宽度(净宽不应小于1.5 m)。

2. 室外无障碍出入口和门的照片(体现平坡出入口,注明门开启后的通行净宽度、门槛高度及门内外高差)。

3. 室内无障碍通道和无障碍扶手照片,标注通道宽度(净宽不应小于1.8 m)。

4. 无障碍楼梯或无障碍电梯照片。

**【C-3】门诊诊室、治疗室、多人病房等区域为服务对象提供必要的私密性保护措施。**

**工作要求:**

门诊诊室、治疗室、多人病房(如有)等区域,特别是计划生育用房、儿科应自成一区,设专用卫生间,应有阻隔外界视线的装置。

**工作概况:**

现场查看。

**支持性材料目录(建议):**

私密性保护措施的照片。

**支持性材料(建议):**

1. 门诊诊室、门诊治疗室、多人病房(如有)私密性保护措施照片,包括一人一诊室、屏风隔断、隔帘等,注明地点。

2. 计划生育用房、儿科自成一区和专用卫生间照片,注明地点。

**【C-4】在需要警示的地方有明显的警示标识。**

**工作要求:**

在有可能引起火灾、爆炸、危险、污染等地方,应设置警示标识,如氧气房、放射科、医疗废物存放点等。警示标识应符合《消防安全标志》(GB 13495—1992)和《安全标志及其使用导则》(GB 2894—2008)相关要求。

**工作概况:**

现场查看。

**支持性材料目录(建议):**

警示标识照片。

**支持性材料(建议):**

警示标识照片,包括氧气房、放射科、医疗废物存放点、检验科、配电房等,注明地点。

**【B-1】厕所达到无害化卫生厕所标准。**

**工作要求:**

机构配备的厕所均达到无害化卫生厕所标准,即具备有效降低粪便中的生物性致病因子传染性设施的卫生厕所,包括三格化粪池式厕所、双瓮漏斗式厕所、三联通式沼气池式厕所、粪尿分集式厕所、双坑交替式厕所、具有完整下水道系统及污水处理设施的水冲式厕所。

**工作概况:**

现场查看。

**支持性材料目录(建议):**

1. 无害化卫生厕所标准照片。

**支持性材料(建议):**

1. 无害化卫生厕所的施工图、照片。

2. 污水处理系统施工图、照片。

## 【B-2】候诊椅数量配备适宜,舒适度较好。

**工作要求:**

候诊椅数量配备适宜,舒适度较好。

**工作概况:**

现场查看。

**支持性材料目录(建议):**

1. 候诊椅一览表。

2. 候诊椅照片。

**支持性材料(建议):**

1. 候诊椅一览表(地点、数量等)。

2. 候诊椅照片。

## 【B-3】有必要的采暖、制冷设备。

**工作要求:**

有必要的采暖、制冷设备。

**工作概况:**

现场查看。

**支持性材料目录(建议):**

1. 采暖、制冷一览表。

2. 采暖、制冷设备照片。

**支持性材料(建议):**

1. 采暖、制冷一览表(地点、数量等)。

2. 采暖、制冷设备照片(标注地点)。

## 【A】配备使用自助查询、自助挂号、自助打印化验结果报告等设备,使用门诊叫号系统。

**工作要求:**

全部配备自助查询、自助挂号、自助打印化验结果报告等设备,使用门诊叫号系统。

**工作概况:**

现场查看。

**支持性材料目录(建议):**

1. 自助查询、自助挂号、自助打印化验结果报告、门诊叫号系统等设备一览表。

2. 自助查询、自助挂号、自助打印化验结果报告、门诊叫号系统等设备照片。

3. 自助查询、自助挂号、自助打印化验结果报告、门诊叫号系统等设备使用情况截图。

**支持性材料(建议):**

1. 自助查询、自助挂号、自助打印化验结果报告、门诊叫号系统等设备一览表。

2. 自助查询、自助挂号、自助打印化验结果报告、门诊叫号系统等设备照片。

3. 自助查询、自助挂号、自助打印化验结果报告、门诊叫号系统等设备使用情况截图。

# 1.4 人员配备

## 1.4.1 人员配备

建立一支以全科医生为主体、各类专业人员参与的结构合理、具有良好专业素质的卫生技术队伍,是社区卫生服务机构能力建设的重要方面。

**【C-1】达到《关于印发城市社区卫生服务中心、站基本标准的通知》(卫医发〔2006〕240号)要求的配备。**

注:达到《医疗机构基本标准(试行)》(卫医发〔1994〕第30号)要求的配备(乡镇卫生院要求)。

**工作要求:**

社区卫生服务中心:

至少有6名执业范围为全科医学专业的临床类别、中医类别执业医师,9名注册护士。

至少有1名副高级以上任职资格的执业医师。

至少有1名中级以上任职资格的中医类别执业医师。

至少有1名公共卫生执业医师。

每名执业医师至少配备1名注册护士,其中至少具有1名中级以上任职资格的注册护士。

设病床的,每5张病床至少配备1名执业医师、1名注册护士。

乡镇卫生院:

至少有3名医师、5名护士和相应的药剂、检验、放射线技术人员。

至少有1名具有主治医师以上职称的医师。

**工作概况:**

现场查看机构医疗执业许可证床位(如有)设置情况;现场查看执业医师及护士人员花名册、资格证书、执业证书和职称证书。

**支持性材料目录(建议):**

1. 医疗执业许可证。

2. 执业医师及护士人员花名册。

3. 执业医师及护士人员资格证书、执业证书和职称证书照片(部分)。

支持性材料(建议):

1. 医疗执业许可证。

2. 执业医师及护士人员花名册。

3. 执业医师及护士人员资格证书、执业证书和职称证书照片(部分)。

## 【C-2】人员编制数不低于本省(区、市)出台的编制标准。

**工作要求:**

人员编制指人社部门对机构的设置及其人员数量的定额和职务指数的分配,具体数量由各级人事部门核定,财政部门据此数量给予拨款。

**工作概况:**

现场查看各省(区、市)出台的人员编制文件,证明机构实际编制数的文件。

**支持性材料目录(建议):**

1. 单位核定编制文件。

2. 岗位设置表。

**支持性材料(建议):**

1. 单位核定编制文件。

2. 单位岗位设置表(卫健委、人社部门盖章版)。

## 【C-3】卫生技术人员数不低于单位职工总数的80%。

**工作要求:**

卫生技术人员包括在本机构注册的医、药、护、技人员。填报的数据应与"卫统1-2表"中"卫生技术人员数"一致。

**工作概况:**

现场查看卫生技术人员花名册及工资发放记录表。

**支持性材料目录(建议):**

1. 卫统1-2表。

2. 卫生技术人员花名册。

3. 卫生技术人员工资发放记录表。

4. 卫生技术人员数占单位职工总数的比例一览表。

**支持性材料(建议):**

1. 卫统1-2表。

2. 卫生技术人员花名册。

3. 卫生技术人员工资发放记录表。

4. 卫生技术人员数占单位职工总数的比例一览表。

## 【B-1】大专及以上学历卫生技术人员比例达到50%以上。

**工作要求:**

大专及以上学历卫生技术人员比例=大专及以上学历卫生技术人员数/机构卫生技术人员总数×100%。

**工作概况:**

现场查看卫生技术人员花名册及相应学历证书。

支持性材料目录(建议):

1. 卫生技术人员花名册。

2. 卫生技术人员学历证书照片。

3. 大专及以上学历卫生技术人员比例一览表。

支持性材料(建议):

1. 卫生技术人员花名册。

2. 卫生技术人员学历证书照片(部分)。

3. 大专及以上学历卫生技术人员比例一览表。

**【B-2】辖区内每万服务人口注册全科医师数不少于2人。**

工作要求:

注册全科医师指执业注册范围为全科医学的医师(含加注全科医学)。服务人口为辖区常住人口,数据应与"卫统1-2表"中数据一致。

工作概况:

现场查看卫生技术人员花名册、相应执业证书及卫统表。

支持性材料目录(建议):

1. 卫统1-2表。

2. 卫生技术人员花名册。

3. 卫生技术人员执业证书照片。

4. 辖区内每万服务人口注册全科医师数一览表。

支持性材料(建议):

1. 卫统1-2表。

2. 卫生技术人员花名册,全科医生作重点标注。

3. 全科医生证书(全科医生岗位培训合格证书、全科医生转岗培训合格证书等)。

4. 辖区内每万服务人口注册全科医师数一览表。

**【A-1】大专及以上学历卫生技术人员比例达到80%以上。**

工作要求:

大专及以上学历卫生技术人员比例=大专及以上学历卫生技术人员数/机构卫生技术人员总数×100%。

工作概况:

现场查看卫生技术人员花名册、相应学历证书及卫统表。

支持性材料目录(建议):

同[B-1]。

支持性材料(建议):

同[B-1]。

**【A-2】执业(助理)医师中本科及以上学历人员比例达到70%以上。**

注:执业(助理)医师中本科及以上学历人员比例达到50%以上(乡镇卫生院要求)。

工作要求:

执业(助理)医师中本科及以上学历人员比例=执业(助理)医师中本科及以上学历人

员数/执业(助理)医师总数×100％。

**工作概况：**

现场查看执业(助理)医师花名册、相应学历证书及卫统表。

**支持性材料目录(建议)：**

1. 卫统1-2表。

2. 执业(助理)医师花名册。

3. 执业(助理)医师学历证书照片。

4. 大专及以上学历卫生技术人员比例一览表。

**支持性材料(建议)：**

1. 卫统1-2表。

2. 执业(助理)医师花名册。

3. 执业(助理)医师学历证书照片。

4. 大专及以上学历卫生技术人员比例一览表。

**【A-3】中级职称及以上卫生技术人员比例达到35％，至少有1名正高级职称医师。**

注:中级职称及以上卫生技术人员比例达到20％,至少有1名中级职称及以上执业护士和1名副高级及以上职称医师(乡镇卫生院要求)。

**工作要求：**

中级职称及以上卫生技术人员比例＝中级职称及以上卫生技术人员数/机构卫生技术人员总数×100％。中级职称及以上卫生技术人员比例≥35％。

**工作概况：**

现场查看卫生技术人员花名册及相应职称证书。

**支持性材料目录(建议)：**

1. 卫生技术人员花名册。

2. 中级职称及以上卫生技术人员职称证书照片。

3. 中级职称及以上卫生技术人员职称比例一览表。

4. 正高级职称医师一览表。

**支持性材料(建议)：**

1. 卫生技术人员花名册。

2. 中级职称及以上卫生技术人员职称证书照片(部分)。

3. 中级职称及以上卫生技术人员职称比例一览表。

4. 正高级职称医师一览表。

**【A-4】辖区内每万服务人口注册全科医师数不少于3人。同【B-2】。**

注:至少有1名经过住院医师规范化培训合格并注册的医师(乡镇卫生院要求)。

注:【A-5】至少有1名中级职称及以上的中医类别医师(乡镇卫生院要求)。

**工作概况：**

现场查看卫生技术人员花名册、相应资格证书及卫统表。

**支持性材料(建议):**

1. 卫统1-2表。
2. 卫生技术人员花名册,中医类别医生作重点标注。
3. 中医类别医生执业证、资格证、职称证书。

# 参考文献

［1］　GB 50763—2012.无障碍设计规范［S］.2012.

［2］　GB 51039—2014.综合医院建筑设计规范［S］.2014.

［3］　国家卫生健康委员会、国家中医药局.关于开展"优质服务基层行"活动的通知［Z］.国卫基层函〔2018〕19 号.2018.

［4］　国务院办公厅.全国医疗卫生服务体系规划纲要［Z］.国办发〔2015〕14 号.2015.

［5］　国家卫生计生委、国家中医药管理局.关于进一步规范社区卫生服务管理和提升服务质量的指导意见［Z］.国卫基层发〔2015〕93 号.2015.

［6］　国务院关于发展城市社区卫生服务的指导意见［J］.中华人民共和国国务院公报，2006(14):7－9.

［7］　国务院."十三五"卫生与健康规划［Z］.国发〔2016〕77 号.2016.

［8］　关于印发促进护理服务业改革与发展指导意见的通知［J］.中华人民共和国国家卫生健康委员会公报，2018(06):26－30.

［9］　国家卫生健康委员会.医疗技术临床应用管理办法［Z］.国家卫生健康委员会令第 1 号.2018.

［10］　中华人民共和国国家卫生和计划生育委员会.社区卫生服务中心站建设标准(建标 163－2013)［M］.北京:中国计划出版社，2013.

［11］　国务院办公厅.国务院关于推进分级诊疗制度建设的指导意见.国办发〔2015〕70 号［EB/OL］.［2015－09－11］.http://www.gov.cn/zhengce/content/2015－09/11/content_10158.htm.

［12］　国家卫生计生委办公厅.基层医疗卫生服务能力提升年活动实施方案［Z］.国卫办基层函〔2017〕238 号.2017.

［13］　国家中医药管理局办公室.乡镇卫生院社区卫生服务中心中医综合服务区(中医馆)建设指南［Z］.国中医药办医政发〔2016〕32 号.2016.

# 2 基本医疗和公共卫生服务

## 2.1 服务方式

### 2.1.1 门、急诊服务

乡镇卫生院以维护当地居民健康为中心,综合提供公共卫生和基本医疗等服务,承担常见病、多发病的门诊诊治,开展院内外急救服务,针对患者或居民突发疾病进行院前急救、紧急抢救等。

**【C-1】门、急诊布局科学、合理,流程有序、连贯、便捷。**

**要求:**

门、急诊布局科学、合理,科室指引标识醒目。门、急诊布局符合相关要求,合理并有利于患者就医。门、急诊抢救室通道方便担架和平车等进出。制定门、急诊流程图,流程设计要以患者为中心,使患者就医方便有序、顺通、便捷。

**上传支撑材料:**

1. 门、急诊布局平面图。

2. 门、急诊就诊流程图。

3. 急诊室、抢救室标识指引图片。

**评价方式方法:**

现场查看。

**【C-2】患者就诊方便,有导诊指示线路图,诊室标识清楚,设施设置人性化。**

**要求:**

诊室标识清晰,设有咨询台,诊室设施人性化。门诊标识清楚,诊室标识牌清晰可辨,悬挂高低适宜;设有咨询台和导诊指示线路图,方便患者;诊室设施设置人性化,为患者提供必要的隐私保护措施。

**上传支撑材料:**

1. 门诊诊室标识牌。

2. 门诊导诊指示线路图。

3. 咨询台、隐私保护设施图片。

**评价方式方法：**

现场查看。

**【C-3】能提供一般常见病、多发病诊治和慢性病管理。**

**要求：**

核实病种数及就诊人次数、随访服务记录。提供一般常见病、多发病的诊治，为诊断明确、病情稳定的高血压、2型糖尿病、慢性阻塞性肺病、冠心病、脑卒中康复期、晚期肿瘤、慢性肾功能衰竭等慢性病患者提供治疗、康复、护理管理等服务。

**上传支撑材料：**

1. 上一年度诊疗服务表（病种数及就诊人次）。
2. 慢性病患者随访及服务记录。

**评价方式方法：**

现场查看诊疗和慢性病管理记录。

**【C-4】急诊服务区域标识醒目。**

**要求：**

抢救室标识醒目，引导清楚。

**上传支撑材料：**

1. "抢救室"标识。
2. 抢救室引导指示图片。

**评价方式方法：**

现场查看。

注：【C-4】急诊服务区域标识醒目（卫生院）。

**要求：**

建筑外"急诊"标识醒目，建筑内急诊服务区引导清楚。

**上传支撑材料：**

1. 建筑外"急诊"标识。
2. 急诊各科室引导指示图片。

**评价方式方法：**

现场查看。

**【C-5】基本急救设备配置和药品配备符合国家相关规定，且运行状况好。**

**要求：**

抢救室内应当备有急救药品、器械及抢救设备等。一切抢救药品、器械、设备、敷料等均需放在指定位置，并有明显标志，不得挪用或外借。药品、器械用后均需及时清理、消毒，消耗部分应及时补充，放回原处。

急救器械应包括一般急救搬动、转运器械。抢救设备包括心电图机、心脏起搏/除颤仪、呼吸机（简易呼吸器）、心电监护仪、给氧设备、吸痰器、洗胃机。抢救设备应进行定期检查和维护，设备运行状态标识清晰，保证设备完好率达到100%。

抢救室常备药品应根据卫生院的实际工作情况，至少配备心脏复苏药物、呼吸兴奋药、血管活性药、利尿及脱水药、抗心律失常药、镇静药、解痉药、解热镇痛药、止血药、常见中毒的解毒药、平喘药、纠正水电解质酸碱失衡类药、各种静脉补液液体、局部麻醉药、激素类药物等。抢救药品应当定期检查和更换,保证药品在使用有效期内。

**上传支撑材料:**

1. 抢救车药品配备基数表及实物图片。

2. 急救设备实物及日常维护记录。

**评价方式方法:**

现场查看基本急救设备和药品配备及运行情况等。

### 【B-1】设立咨询服务台、候诊区,开展导诊、分诊服务,提供轮椅、担架等便民设施。

**要求:**

门诊大厅醒目位置设置咨询服务台、候诊区。咨询服务台标识清晰可见,并配备咨询服务人员开展导诊、分诊服务。为行动不便的患者提供轮椅、担架等便民设施。

**上传支撑材料:**

1. 咨询服务台照片。

2. 导诊、分诊服务照片。

3. 便民设施照片。

**评价方式方法:**

现场查看便民设施、咨询服务台、候诊区等。

### 【B-2】能实现挂号、收费、医保结算等一站式服务。

**要求:**

一站式服务,缩短患者等候时间。

**上传支撑材料:**

门、急诊收费窗口图片(能显示一站式服务内容)。

**评价方式方法:**

现场查看。

### 【B-3】在挂号、检验、药房、收费等窗口有针对抢救患者的优先措施。

**要求:**

有针对抢救患者优先措施的相关制度、程序,在挂号、检验、药房、收费等窗口有针对抢救患者优先处置的标识。

**上传支撑材料:**

1. 抢救患者优先的制度、程序。

2. 抢救患者优先标识。

**评价方式方法:**

现场查看相关制度和标识。

### 【B-4】有急诊登记资料,能够对患者的来源、去向及急救全过程进行追溯。

**要求:**

建立急诊患者登记本、抢救记录本,做好急诊抢救的全程记录,能够对患者的来源、去向及急救全过程进行追溯。

**上传支撑材料：**

1. 急诊登记本（含来源、去向）。

2. 抢救记录本（含急救全过程）。

**评价方式方法：**

现场查看相关记录。

## 【A-1】有缩短患者等候时间的措施。

**要求：**

信息化手段使用便捷，推广预约诊疗服务，采取手机客户端、电话、互联网或诊间等方式，开展分时段预约就诊；利用信息化手段，有效缩短患者挂号、交费、化验检查等的等候时间。

**上传支撑材料：**

1. 分时段预约就诊图片。

2. 自助挂号缴费机、手机 App 挂号缴费、自助报告机、手机 App 查看化验报告等的图片。

**评价方式方法：**

现场查看。

## 【A-2】独立设置急诊科。

**要求：**

参照《急诊科建设与管理指南（试行）》独立设置急诊科。

**上传支撑材料：**

1. 急诊科在独立区域。

2. 急诊各科室图片。

3. 急诊医护人员信息一览表、排班表。

**评价方式方法：**

现场查看。

## 【A-3】职能部门对门、急诊管理工作有分析评价，持续改进门、急诊工作质量。

**要求：**

职能部门定期到门、急诊科室进行现场查看、考核，做出分析评价，提出整改措施。门、急诊工作质量得到了持续改进。

**上传支撑材料：**

上一年度 4 个季度的急诊医疗质量控制考核记录（有评价、有改进措施及持续改进内容）。

**评价方式方法：**

现场查看门、急诊管理工作评价结果及持续改进措施。

## 2.1.2 住院服务

按照所承担的基本任务和功能合理确定乡镇卫生院床位规模,重在提升医疗质量,提高使用效率,重点加强护理、康复病床的设置。

**【C-1】能提供常见病、多发病的住院诊疗。**

要求:

能够为患有《乡镇卫生院服务能力标准(2018年版)》所列疾病且符合住院条件的患者提供住院诊疗服务。

上传支撑材料:

1. 住院病区图片。

2. 列出几个病种,上传住院诊疗记录。

评价方式方法:

现场查看住院诊疗记录。

**【C-2】执行留观、入院、出院、转院制度,并有相应的服务流程。**

要求:

制定留观、入院、出院、转院等的制度和相应的服务流程,并在实际工作中落实。

上传支撑材料:

1. 留观、入院、出院、转院制度及流程。

2. 留观记录、入院记录、出院记录、转院记录。

评价方式方法:

现场查看制度、流程和相关服务记录。

**【B-1】能为患者入院、出院、转院提供指导和各种便民措施。**

要求:

有部门或专(兼)职人员负责为患者入院、出院、转院提供指导和24小时服务,能为患者提供轮椅、推车、氧气、救护车呼叫等便民措施,能为特殊患者(比如残疾人、无家属患者等)提供帮助,代办相关手续等,能为急诊、危重症患者及时办理入院、转院手续。

上传支撑材料:

1. 为患者入院、出院、转院提供指导服务照片。

2. 为患者提供便民措施照片。

3. 特殊情况提供的特别帮助等。

评价方式方法:

现场查看相关措施。

**【B-2】有部门负责协调双向转诊。**

要求:

有双向转诊的制度,有部门间协调机制,有部门负责协调转诊。

上传支撑材料:

1. 双向转诊制度、流程。

2. 上转和下转登记记录。

**评价方式方法：**

现场查看转诊制度。

## 【B-3】有部门或专(兼)职人员负责出院病人随访。

**要求：**

出院随访记录完整。有专(兼)职人员负责协调转诊和出院病人随访,并按相应规范填写转诊和出院病人随访登记本,记录工作情况。

**上传支撑材料：**

出院回访记录。

**评价方式方法：**

现场查看工作记录。

注：【B-3】有部门或专(兼)职人员负责出院病人随访(卫生院)。

**要求：**

有专(兼)职人员负责协调转诊和出院病人随访,并按相应规范填写转诊和出院病人随访登记本,记录工作情况。

**上传支撑材料：**

1. 转诊随访记录。

2. 出院随访记录。

**评价方式方法：**

现场查看工作记录。

## 【B-4】至少有1名主治及以上职称的执业医师。

**要求：**

住院病历中有该医师签名的医嘱记录。

**上传支撑材料：**

1. 中级及以上医师资格证及执业证书照片。

2. 病程记录(三级查房)。

**评价方式方法：**

现场查看。

注：【B-4】至少有1名主治及以上职称的执业医师(卫生院)。

**要求：**

有上级医师查房。

**上传支撑材料：**

1. 中级及以上医师资格证及执业证。

2. 病程记录(三级查房)。

**评价方式方法：**

现场查看。

**【A－1】能提供临终关怀等服务——社区卫生服务中心。**

**要求：**

为社区居民提供临终关怀服务。

**上传支撑材料：**

临终关怀服务记录。

**评价方式方法：**

现场查看相关服务记录。

**【A－2】职能部门对住院诊疗情况有分析评价，持续改进住院诊疗质量。**

**要求：**

职能部门每季度对住院诊疗情况进行分析评价，找出问题所在，提出杜绝重大医疗差错、事故发生的具体措施以及减少或杜绝各种医疗投诉、纠纷的整改建议，做到合理检查、合理治疗、合理用药，以推动住院诊疗质量的持续改进。

**上传支撑材料：**

1. 最近 4 个季度住院医疗质量控制检查记录（含分析、评价、持续改进）。

**评价方式方法：**

现场查看分析评价结果和持续改进措施。

## 2.1.3　家庭医生签约服务

转变基层医疗卫生服务模式，实行家庭医生签约服务，强化基层医疗卫生服务网络功能，是深化医药卫生体制改革的重要任务，也是新形势下更好维护人民群众健康的重要途径。进一步做实做细家庭医生签约服务工作，为群众提供全方位、全周期的健康服务，是提升服务能力的重要方面。

**【C－1】合理组建家庭医生签约服务团队。**

**要求：**

每个家庭医生签约服务团队至少配备 1 名家庭医生（含中医类别医师）、1 名护理人员。家庭医生为签约服务第一责任人。家庭医生团队可根据居民健康需求和签约服务内容选配成员。

**上传支撑材料：**

1. 家庭医生团队公示图片。

2. 家庭医生团队构建名册。

3. 家庭医生团队职责。

4. 家庭医生团队工作制度、规范。

**评价方式方法：**

现场查看家庭医生服务团队公示图、团队构建名册、家庭医生团队职责与工作制度、规范等。

**【C-2】明确划分家庭医生服务责任区域。**

**要求：**

根据家庭医生签约服务团队的数量、辖区居民数，划分每个家庭医生团队的责任区域。

**上传支撑材料：**

1. 家庭医生签约服务责任区域分配图片。

2. 家庭医生团队工作流程图。

**评价方式方法：**

现场查看家庭医生签约服务责任区域相关材料与家庭医生团队工作流程。

**【C-3】明确签约服务包的内容(包含中医药服务)。**

**要求：**

家庭医生签约服务包的内容包括基本医疗、基本公共卫生和个性化健康管理服务等内容，家庭医生签约服务团队依法依约为签约居民提供基础性和个性化签约服务。

**上传支撑材料：**

1. 上一年度签约居民基础性签约服务协议。

2. 上一年度签约居民个性化签约服务协议。

备注：基础性协议或个性化协议中包含中医药服务内容。

**评价方式方法：**

现场查看签约服务协议。

**【C-4】签订签约服务协议。**

**要求：**

家庭医生签约服务协议应明确签约服务内容、方式、期限和双方的责任、权利、义务及其他有关事项。首次签约应有甲乙双方的本人签字，可为电子签章。续约协议应按照当地有关要求办理续约手续。

**上传支撑材料：**

1. 家庭医生首次签约服务协议。

2. 家庭医生续约协议。

**评价方式方法：**

现场查看签约服务协议或续约手续。

**【C-5】按照协议提供服务。**

**要求：**

按照协议的(服务)内容向签约居民提供服务。

**上传支撑材料：**

签约后相关服务记录。

**评价方式方法：**

查看家庭医生签约服务相关服务记录。

**【C-6】每个家庭医生团队都有能够提供中医药服务的医师或乡村医生。**

**要求：**

家庭医生团队中配备中医药服务人员。每个家庭医生团队至少有1名中医类别医师或能够提供中医药服务的其他类别医师,在村级可配备乡村医生提供中医药服务。

**上传支撑材料：**

1. 团队名单照片(中医药服务人员有特别标注)。

2. 中医药服务人员资质证书图片。

3. 中医药服务记录。

**评价方式方法：**

现场查看团队中医服务人员资质和家庭医生签约服务相关服务记录。

注:【C-6】每个家庭医生团队都有能够提供中医药服务的医师或乡村医生(卫生院)

**要求：**

每个家庭医生团队中,至少有1名中医类别医师或能够提供中医药服务的其他类别医师,在村级可配备乡村医生提供中医药服务。

**上传支撑材料：**

1. 家庭医生团队构建名册(中医药服务人员有特别标注)。

2. 中医药服务人员资质证书图片。

3. 中医药服务记录。

**评价方式方法：**

现场查看团队中医服务人员资质和家庭医生签约服务相关服务记录。

**【B-1】签约服务覆盖率达到30%以上。**

**要求：**

签约服务覆盖率＝签约居民人数/当地常住人口数×100%。签约服务覆盖率≥30%。

常住人口数应与"卫统1-2表"中相关数据一致。

**上传支撑材料：**

1. 上一年度家庭医生签约报表(区卫健委盖章认可,含签约总人数)图片。

2. 常住人口数(卫统表)。

3. 计算覆盖率。

**评价方式方法：**

现场查看家庭医生签约服务居民人数。

**【B-2】重点人群签约服务覆盖率达到60%以上。**

**要求：**

重点人群签约服务覆盖率＝某重点人群签约居民人数/当地常住人口该重点人群数×100%。重点人群签约服务覆盖率均应≥60%,重点人群包括0~6岁儿童、孕产妇、老年人、高血压患者、2型糖尿病患者、肺结核患者、严重精神障碍患者、残疾人、贫困人口、计划生育特殊家庭。

上传支撑材料：

1. 上一年度家庭医生签约报表图片(涵盖各类重点人群)。

2. 分别计算覆盖率。

评价方式方法：

现场查看家庭医生签约居民人数和辖区各类重点人群数。

## 【B-3】签约居民续约率达到70%以上。

要求：

签约居民续约率＝一个签约服务周期结束后续签居民人数/上一周期签约居民总人数×100%。签约居民续约率≥70%。

上传支撑材料：

1. 续签约居民人数。

2. 上一周期签约居民人数。

3. 计算续约率。

评价方式方法：

现场查看上一签约周期家庭医生签约居民人数和本签约周期续签居民人数。

## 【B-4】每个签约服务团队服务人口不超过2000人。

要求：

为保证服务质量,原则上每个签约服务团队签约的居民人口数最高不超过2000人。

上传支撑材料：

家庭医生各团队签约人数明细表。

评价方式方法：

现场查看家庭医生签约居民人数。

## 【B-5】以需求为导向,针对不同人群提供相应的个性化服务。

要求：

以需求为导向,制定至少包括高血压患者、2型糖尿病患者、0~6岁儿童、孕产妇、老年人等重点人群的分层个性化服务包。

上传支撑材料：

1. 个性化服务包内容。

2. 个性化服务包签约协议。

3. 个性化服务记录。

评价方式方法：

现场查看家庭医生签约服务协议。

## 【B-6】每个家庭医生团队都有能够提供中医药服务的医师。

要求：

每个团队都有至少1名能够提供中医药服务的执业(助理)医师。

上传支撑材料：

1. 家庭医生团队构建名册(中医药服务医师有特别标注)。

2. 中医药服务医师资格证、执业证图片。

3. 中医药服务记录。

**评价方式方法：**

现场查看服务记录。

**【A】签约居民续约率达到 80％以上。**

**要求：**

签约居民续约率＝一个签约服务周期结束后续签居民人数/上一周期签约居民总人数×100％。签约居民续约率≥80％。

**上传支撑材料：**

1. 续签居民人数。

2. 上一周期签约居民人数。

3. 计算续约率。

**评价方式方法：**

现场查看上一签约周期家庭医生签约居民人数和本签约周期续签居民人数。

## 2.1.4 转诊服务

转诊服务是指在接诊患者过程中发现患者有转诊指征的，可将患者转诊至二、三级医疗机构专科或专家处就诊。诊疗完毕或病情稳定后，由二、三级医疗机构将患者转回卫生院、村卫生室(所)等，接受延续性治疗或健康管理服务。

**【C-1】至少有 1 家相对固定的转诊医院，签订双向转诊协议。**

**要求：**

双向转诊协议内容翔实、可操作。卫生院与区域内综合性和(或)专科医疗机构签订协议，建立双向转诊的协同服务关系。

**上传支撑材料：**

双向转诊协议。

**评价方式方法：**

现场查看双向转诊协议。

**【C-2】有转诊记录可查。**

**要求：**

转诊有登记，登记内容翔实。卫生院对上转或下转的病人做好相应记录，有转诊单。

**上传支撑材料：**

双向转诊记录。

**评价方式方法：**

现场查看上、下转诊记录。

**【C-3】建立双向转诊制度并落实。**

**要求：**

制度完善，流程合理。建立符合当地实际的双向转诊制度，有负责双向转诊工作的专(兼)职人员并有相关工作记录。

上传支撑材料：

1. 双向转诊制度及流程(含负责人员)。

2. 双向转诊记录。

**评价方式方法：**

现场查看制度文件及转诊记录。

### 【C-4】接收上级医院下转的疾病恢复期病人。

**要求：**

为下转病人提供可持续服务。主动接收上级医院下转的疾病恢复期的病人。

**上传支撑材料：**

1. 下转病人登记记录。

2. 下转病人住院记录。

**评价方式方法：**

现场查看服务记录。

### 【B-1】转诊机构之间有转诊信息反馈机制。

**要求：**

服务记录登记有具体时间,病人现病情状况有记录。转诊机构之间要建立信息反馈机制,及时将患者的基本情况、处理结果、注意事项等进行反馈。

**上传支撑材料：**

转诊信息反馈记录。

**评价方式方法：**

现场查看服务记录。

### 【B-2】能提供上级医院预约挂号服务。

**要求：**

上级医院预约挂号操作简单可行。卫生院与上级医院之间开通信息系统或电话等预约挂号服务。

**上传支撑材料：**

上级医院预约挂号成功的界面图片。

**评价方式方法：**

现场演示。

### 【B-3】有转诊信息系统。

**要求：**

信息系统互联互通。医生操作简便熟练。转诊信息系统可实现区域医疗机构的病人互转、就医信息共享、远程预约挂号、病人院后管理等功能。

**上传支撑材料：**

转诊至上级医院成功的界面图片。

**评价方式方法：**

现场演示。

【A】能提供上级医院预约检查、预约住院服务。

要求：信息系统互联互通，医生操作简便熟练。

**上传支撑材料：**

1. 预约上级医院检查、住院成功的界面图片。

**评价方式方法：**

现场演示。

## 2.1.5 远程医疗服务★

远程医疗服务是优化医疗资源配置、促进优质医疗资源下沉、提高医疗服务质量和水平、建立分级诊疗制度和解决群众看病就医问题的重要手段。

【C-1】建立远程医疗协作网络。

**要求：**

远程医疗协作协议翔实、有专人负责。由牵头单位与卫生院构建远程医疗协作网络。牵头单位设计不同的远程医疗项目，包括影像诊断、病理诊断、远程会诊、远程查房、病例讨论，以及针对危重症病人的移动医疗。卫生院与远程协作医院有协作机制和方案。

**上传支撑材料：**

远程医疗协作协议。

**评价方式方法：**

现场查看协作机制和方案文件。

【C-2】配备远程医疗的设施设备，能开展远程医疗服务。

**要求：**

远程医疗设施设备满足临床需求。卫生院有与开展远程医疗服务相适应的诊疗科目及相应的设备、设施条件，能够开展远程医疗服务。

**上传支撑材料：**

1. 远程医疗设施设备明细表。

2. 远程医疗设备图片。

**评价方式方法：**

现场查看。

【C-3】有专(兼)职人员负责远程医疗服务。

**要求：**

专兼职人员熟悉远程医疗服务系统，能够迅速处理突发事件。指定专(兼)职人员负责远程医疗服务仪器、设备、设施、信息系统管理。

**上传支撑材料：**

1. 指定负责远程医疗服务的工作人员文件。

2. 远程医疗服务仪器、设备、设施、信息系统管理记录。

**评价方式方法：**

现场查看工作记录。

【B－1】不断完善和及时改进设施、设备、信息技术。

**要求：**

及时与设备厂家做好维护及信息技术更新等工作。卫生院有完善的信息化技术保障措施，做好远程医疗设备的日常维护。

**上传支撑材料：**

远程信息系统现场维护或日常维护记录照片。

**评价方式方法：**

现场查看信息系统维护记录。

【B－2】通信网络和诊疗装置维护完好，常态化运行并有记录。

**要求：**

装置设施符合要求、应急处理有记录。通信网络和重要设备应当有不间断电源，确保远程医疗服务信息系统（硬件和软件）处于正常运行状态，并做好相关记录。

**上传支撑材料：**

远程医疗服务记录图片及相关照片。

**评价方式方法：**

现场查看信息系统维护记录和远程医疗服务记录。

【A】相关职能部门定期进行评价，有记录。卫生院对存在的问题有改进
　　措施及成效评价。

**要求：**

主管部门应至少半年一次对远程医疗服务进行评价，提出整改措施。地方各级卫生健康行政部门在监督检查过程中发现存在远程医疗服务相关的医疗质量安全隐患或者接到相关报告时，要及时组织对卫生院远程医疗服务条件的论证。卫生院要及时保存相关评价记录，对相关职能部门提出的问题，要及时采取整改措施，并进行成效评价。

**上传支撑材料：**

1. 主管部门督导意见书（含评价、改进措施）。
2. 本单位及时整改，并进行成效评价。

**评价方式方法：**

现场查看评价结果。

## 2.1.6　出诊服务★

出诊服务是家庭医生服务的必要补充和延续，可以使行动不便的患者得到及时、便利的诊疗服务，减轻患者家庭的出行负担，增进社区医务人员与居民的沟通与信任，有利于建立新型医患关系。国家相关政策文件鼓励社区卫生服务机构开展上门医疗服务。

【C－1】制定出诊服务标准或规范。

制定出诊服务标准或规范，明确出诊服务范围、服务时间、收费标准、风险告知等方面的内容。

评价方式方法：

现场查看出诊服务标准或规范等。

**【B-1】针对居民健康状况和需求，提供不同类型的出诊服务，有记录。**

根据居民健康状况和需求，提供包括临床常规检查（血常规、尿常规、粪常规、心电图、测血糖、抽血化验等）、一般治疗（肌肉注射、静脉注射、皮下注射、换药、褥疮护理、导尿、吸氧、康复指导、护理指导、针灸、推拿等）、院前急救、持续治疗等不同类型的出诊服务，并做好相应记录。

评价方式方法：

现场查看出诊服务记录。

**【A】定期对出诊服务情况进行总结分析，持续改进。**

定期对出诊服务情况进行质量评价，针对存在的问题，提出改进措施，形成总结报告。

评价方式方法：

现场查看总结分析结果和持续改进措施。

# 2.2　服务内容和水平

## 2.2.1　医疗服务

### 2.2.1.1　病种

病种指以病例单元第一诊断为主的、并与国际疾病分类编码相对应的一组具有相同临床特征、相同资源消耗的疾病组合。基层首诊，坚持群众自愿、政策引导，鼓励并逐步规范常见病、多发病患者首先到乡镇卫生院就诊。乡镇卫生院要不断加强能力建设，为诊断明确、病情稳定的高血压、2型糖尿病、慢性阻塞性肺病、冠心病、脑卒中康复期、晚期肿瘤、慢性肾功能衰竭等慢性病患者提供治疗、康复、护理等服务。

**【C】至少能够识别和初步诊治 50 种常见病、多发病。**

要求：

开展至少50种常见病、多发病诊疗服务，其中30种病种年诊疗量应大于50人次，另20种诊疗量应大于10人次。有卫生院病种诊疗目录，有数据显示诊疗病例或报告说明。

上传支撑材料：

导出门诊日志，按年50人次以上、年10人次以上排序备注（如无信息系统，逐个上传门诊记录）。

评价方式方法：

现场查看信息系统或诊疗记录。见附表3。

**【B-1】至少能够识别和初步诊治60种(含C中50种)常见病、多发病。**

**要求:**

开展至少60种常见病、多发病诊疗服务,其中40种病种年诊疗量应大于50人次,另20种诊疗量应大于20人次。有卫生院病种诊疗目录,有数据显示诊疗病例或报告说明。

**上传支撑材料:**

导出门诊日志,按年50人次以上、年20人次以上排序备注(如无信息系统,逐个上传门诊记录)。

**评价方式方法:**

现场查看信息系统或诊疗记录。见附表3。

**【B-2】近3年累计收治住院病种不低于50种。**

近3年,累计收治住院患者的病种在50种以上,其中20种病种3年累计诊疗量应大于100人次,另30种3年累计诊疗量应大于30人次。有卫生院病种诊疗目录,有数据显示诊疗病例或报告说明。

**上传支撑材料:**

信息系统导出前3年住院病种,按人次排序备注(如时间不满3年按实际全部上传)。

**评价方式方法:**

现场查看信息系统或住院诊疗记录。

**【A-1】至少能够识别和初步诊治100种常见病、多发病。**

**要求:**

开展至少100种常见病、多发病诊疗服务,其中60种病种年诊疗量应大于50人次,另40种诊疗量应大于20人次。

**上传支撑材料:**

导出门诊日志,按年50人次以上、年20人次以上排序备注(如无信息系统,逐个上传门诊记录)。

**评价方式方法:**

现场查看信息系统或诊疗记录。见附表3。

**【A-2】近3年累计收治住院病种不低于60种。**

**要求:**

同【B-2】。

**上传支撑材料:**

信息系统导出前3年住院病种,按人次排序备注(如时间不满3年按实际全部上传)。

**【A-3】近3年累计开展手术病种不低于10种。**

**要求:**

近3年,累计手术病种在10种以上,其中每个手术病种应开展3人次以上。有卫生院手术目录,有数据显示手术病例或报告说明。

**上传支撑材料:**

1. 导出手术病种数据,按要求筛选手术病种上传(如无信息系统,扫描上传)。

2. 扫描手术登记本上传。

**评价方式方法：**

现场查看信息系统或诊疗记录。

### 2.2.1.2 急诊急救服务

急诊急救是指卫生院在患者紧急情况下的治疗或抢救。卫生院通过建立完善的急救制度、落实救治流程,可以最大限度地为病患争取最佳有效抢救时间,提高急救成功率。

**【C-1】开展服务区域内 24 小时急诊服务。**

**要求：**

能够提供 24 小时急诊服务,且有提供 24 小时急诊服务的标识。

**上传支撑材料：**

1. 24 小时排班表。

2. 24 小时急诊服务标识图片。

3. 一个工作日急诊诊疗数据。

**评价方式方法：**

现场查看。

**【C-2】医务人员掌握应急知识、急救设备的使用知识,具备应急能力,能对循环系统、呼吸系统急危重症患者和肾功能衰竭、急性中毒、休克及一般急危重症患者做出初步诊断和急救处理。**

**要求：**

医务人员掌握急救知识、急救设备的使用知识,具备急救能力,能对循环系统、呼吸系统急危重症患者和肾功能衰竭、急性中毒、休克、溺水、外伤及一般急危重症患者做出初步诊断和急救处理。

**上传支撑材料：**

1. 上述急诊急救服务记录。

2. 如上述急救服务记录不全,以急诊急救技能演练考核图片补充。

**评价方式方法：**

现场查看急诊急救服务记录并进行急救知识技能测试。

**【C-3】医务人员应掌握心肺复苏术、电除颤、腹腔穿刺技术,能够开展清创、缝合、止血、包扎、简易骨折固定(如夹板外固定等)等急救操作。**

**要求：**

门、急诊医护人员应有 3 年以上临床工作经验,能够熟练掌握心肺复苏术、电除颤、腹腔穿刺、止血、包扎、骨折固定、急救搬运、简易呼吸器使用、静脉穿刺置管、吸痰术等 10 种以上的急救技能。急救技能评价标准参考《临床诊疗指南急诊医学分册》(人民卫生出版社)和《临床技能操作规范急诊医学分册》(人民军医出版社)。

**上传支撑材料：**

1. 上述急诊急救服务记录。

2. 如上述急救服务记录不全,以急诊急救技能演练考核图片补充。

评价方式方法：

现场查看急诊急救服务记录并进行急救知识技能测试。

## 【C-4】急救药品配备齐全并定期更新,急救物品完好率100%。

要求：

抢救室常备药品应根据卫生院的实际工作情况配备,应参照《国家基本药物处方集》(2012版基层部分)配备,至少配备心脏复苏药物、呼吸兴奋药、血管活性药、利尿及脱水药、抗心律失常药、镇静药、解痉药、解热镇痛药、止血药、常见中毒的解毒药、平喘药、纠正水电解质酸碱失衡类药、各种静脉补液液体、局部麻醉药、激素类药物等。抢救药品应当由专人定期检查、补充和更换,保证药品在使用有效期内。急救物品完好率达到100%。

上传支撑材料：

1. 急救药品登记及交接记录。

2. 抢救柜药品图片。

评价方式方法：

现场查看药品配备情况、登记记录。

## 【C-5】每年至少组织1次急救演练。

要求：

开展全体医护人员的急救理论、技能操作的培训、演练及考核,每年至少各1次。

上传支撑材料：

年度急救演练方案、演练图片、考核资料。

评价方式方法：

现场查看年度急救演练方案、演练图片、考核资料。

## 【B-1】对急性创伤、急诊分娩、急性心肌梗死、急性脑卒中、急性颅脑损伤、高危新生儿等重点病种具备初步识别与处理能力。

要求：

有相关疾病的临床诊疗指南、临床技术操作规范,有抢救、会诊制度等核心制度,配有相关诊治设备。门、急诊配有中级职称及以上医师和护士,能够对急性创伤、急诊分娩、急性心肌梗死、急性脑卒中、急性颅脑损伤、高危新生儿等重点病种进行初步识别与处理。备有相关疾病的抢救流程图。

上传支撑材料：

1. 门、急诊医护人员资格证、执业证图片。

2. 上述疾病急诊服务流程图。

3. 上述疾病抢救现场图片。

评价方式方法：

现场查看急诊服务流程与服务时限,进行抢救技能测试。

## 【B-2】急救体系相关责任部门管理人员知晓履职要求,监管措施落实到位。

要求：

有医院急诊急救应急预案,急救体系完整、分工明确、流程合理,有监管和考核机制,有专(兼)职人员负责监管。

**上传支撑材料：**

急诊急救应急预案。

**评价方式方法：**

现场查看工作资料、知晓情况测试。

**【B－3】在急危重症抢救中，有主治或以上医师负责组织抢救工作。**

**要求：**

门、急诊应配有中级职称及以上医师和护士组织抢救。

**上传支撑材料：**

1. 门、急诊医护人员一览表，中级以上职称医护人员资格证图片。

2. 抢救记录本。

**评价方式方法：**

现场查看抢救记录、相关人员资质证书。

**【B－4】掌握胸腔穿刺、气管插管、气管切开等技术。**

**要求：**

参与急救人员须熟练掌握胸腔穿刺、气管插管、气管切开等技术。

**上传支撑材料：**

实际操作/技能操作图片。

**评价方式方法：**

现场技能测试。

**【B－5】建立危重患者"绿色转诊通道"。**

**要求：**

卫生院应与上级医疗机构签订相互转诊有关文件，建立危重患者"绿色转诊通道"，有转诊相关记录。

**上传支撑材料：**

1. 医联体签约文件。

2. 绿色通道转诊流程图。

3. 双向转诊登记本。

**评价方式方法：**

现场查看转诊协议及工作记录。

**【A－1】建立多学科协作机制，相关部门责任明确、各司其职，确保患者能够获得连贯、及时、有效的救治。**

**要求：**

有多学科协作的会诊及抢救制度，明确主要责任人，相关部门责任明确、各司其职。且有相关资料显示患者能够获得连贯、及时、有效的救治。

**上传支撑材料：**

1. 多学科协作会诊制度、抢救制度及流程。

2. 一份完整的多学科协作病历资料。

**评价方式方法：**

现场查看多学科协作的会诊制度、抢救制度及流程、多学科协作病历资料。

**【A-2】医务人员急诊诊疗情况有登记与分析评价，对存在的问题与缺陷有改进措施，持续改进急诊服务有成效。**

**要求：**

医务人员的急诊诊疗过程有详细记录。科室有业务学习、病案讨论记录、医疗质量与医疗安全相关学习与讨论记录等，并定期分析和评价存在的问题，提出针对问题的整改措施。职能科室定期考核，科室整改，达到持续改进且显成效。

**上传支撑材料：**

1. 一份完整的急诊诊疗记录。

2. 上一年度4个季度的急诊医疗质量控制检查、分析、整改意见及持续改进取得的成效。

**评价方式方法：**

现场查看分析评价结果及持续改进措施。

2.2.1.3　内(儿)科医疗服务

**【C-1】能对内科常见病、多发病进行识别和初步诊治。**

**要求：**

请填写附表3。

**上传支撑材料：**

筛选上传附表3中内(儿)科病种。

**评价方式方法：**

现场调查访谈。

**【C-2】能对诊断明确的慢性病(如高血压病、冠状动脉粥样硬化性心脏病、慢性阻塞性肺疾病、糖尿病、脑卒中康复期、晚期肿瘤、慢性肾功能衰竭等)提供综合管理服务。**

**要求：**

卫生院通过对居民的健康体检和慢病管理，对每位诊断明确的慢病患者建立健康档案，制定合理的治疗方案，定期随访，根据病情调整用药，开展慢病防治宣传，提供用药指导、生活方式干预、康复护理、家庭康复指导等服务。

**上传支撑材料：**

健康档案(含治疗方案、健康指导和危险因素控制内容，图文并茂)、随访记录(上述慢性病中选取2个病种各提供1份)。

**评价方式方法：**

现场查看相关资料、访谈。

**【B-1】设立住院病房，上一年度收治病种不少于5种。**

**要求：**

卫生院对辖区居民提供住院医疗服务，特别是对病情稳定的慢性病患者、康复期患者、老年病患者、晚期肿瘤患者等提供住院治疗。上一年度收治病种不少于5种。

**上传支撑材料：**

信息系统导出的上一年度内(儿)科住院病种数据。

**评价方式方法：**

现场查看信息系统或诊疗记录。

## 【B-2】医护人员配备满足住院病人照护需要。

**要求：**

卫生院要依据实际工作需要合理配备医护人员,每个护理单元至少要有1名中级及以上骨干医师和1名执业护士。

**上传支撑材料：**

1. 内(儿)科医护人员配备与床位一览表(每5张病床至少配备1名执业医师、1名注册护士)。

2. 医护人员资格证、执业证(每个护理单元有1名中级以上职称的医师)图片。

**评价方式方法：**

现场查看。

## 【B-3】住院病房有中级及以上职称的医师负责主持危重病人的抢救工作。

**要求：**

卫生院住院病房的危重病人的抢救工作必须由中级及以上医生主持。

**上传支撑材料：**

1. 一份完整的抢救病例的资料。

2. 主持抢救的医师的中级及以上资格证书。

**评价方式方法：**

现场查看病例及主持抢救的医师的资格证书。

## 【A-1】住院病房有副高及以上职称的医师负责主持危重病人的抢救工作。

**要求：**

住院病房有副高及以上职称的医生主持危重病人抢救工作。

**上传支撑材料：**

1. 一份完整的抢救病例的资料。

2. 主持抢救的医师的副高及以上资格证。

**评价方式方法：**

现场查看病例及主持抢救的医师的资格证书。

## 【A-2】定期进行住院病人医疗质量分析,并持续改进。

**要求：**

建立院、科两级医疗质量管理组织,定期检查、评价和分析,提出问题和整改意见,不断提高医疗服务质量。

**上传支撑材料：**

上一年度4个季度的内(儿)科医疗质量控制检查、分析、整改、持续改进(院、科两级)。

评价方式方法：

现场查阅总结分析报告。

**【A-3】提供儿科服务。**

上传支撑材料：

一份儿科门诊病历/住院病历。

评价方式方法：

现场查看诊疗记录。

2.2.1.4 外科医疗服务

**【C】能在外科门诊完成止血、缝合、包扎、骨折固定、转运等处理。**

要求：

有外科门诊，有外科门诊治疗室（换药室、清疮缝合室、小手术室），能完成止血、缝合、包扎、骨折固定、转运等处理。请填写附表3。

上传支撑材料：

1. 外科门诊标识牌图片、外科门诊治疗室器材图片。

2. 止血、缝合、包扎、骨折固定、转运图片。

评价方式方法：

现场查看外科门诊、外科门诊治疗室（换药室、清疮缝合室、小手术室）、骨折固定器材、转运器材等，现场考核。

**【B-1】能提供住院服务。**

要求：

有外科（综合）住院病房，至少应配备1名外科执业医师。

上传支撑材料：

1. 外科住院病房图片、一份住院病历首页。

2. 外科医师资格证书、执业证书图片。

评价方式方法：

现场查看病房和相关医师资格证书。

**【B-2】近3年累计开展手术病种不少于5种。**

上传支撑材料：

手术名称及数量表格。

评价方式方法：

现场查看相关资料。

**【B-3】具备临床输血基本条件与资质。**

要求：

检验科开展血型鉴定和交叉配血，有暂存血液制品设备并规范管理，有取、输血相关工作制度，有相应的资质。

上传支撑材料：

1. 检验科输血相关资料。

2. 输血医嘱。

3. 相关检验单。

**评价方式方法：**

现场查看相关资料。

**【B－4】手术切除标本送病理检查(可与其他单位协作完成并出示协作单位协作合同)。**

**要求：**

有将手术切除标本送交相关科室或其他单位进行病理检查的工作制度。送交其他单位进行病理检查的需出示协作双方签署的合作协议。

**上传支撑材料：**

1. 手术标本送交病理检查工作制度。

2. 外送病理检查的单位上传合作协议。

3. 住院病人病理检查报告单。

**评价方式方法：**

现场查看病历、协议等。

**【A－1】近3年累计开展手术病种不少于10种。**

**上传支撑材料：**

近3年手术名称及数量表格。

**评价方式方法：**

现场查看相关资料。

**【A－2】有高级职称医师负责主持危重病人抢救工作。**

**上传支撑材料：**

1. 外科高级职称医师资格证书图片。

2. 一份该医师完整的抢救记录。

**评价方式方法：**

现场查看相关医师资格证书及抢救记录。

**【A－3】定期进行住院病人医疗质量与手术质量分析，并持续改进。**

**要求：**

建立院、科两级医疗质量管理组织，对住院病人医疗质量和手术质量定期检查、评价和分析，提出问题和整改意见，不断提高医疗服务质量。

**上传支撑材料：**

上一年度4个季度的外科医疗质量控制检查、分析、整改、持续改进(院、科两级)。

**评价方式方法：**

现场查阅总结分析报告。

2.2.1.5　妇(产)科医疗服务★

**【C－1】能开展孕妇一般产前检查。**

**要求：**

在上级妇幼保健专业机构的指导下,开展孕妇一般产前检查。请填写附表3。

**上传支撑材料:**

一份孕妇保健手册及记录。

**评价方式方法:**

现场查看相关工作记录。

**【C-2】能对妇科常见病、多发病进行识别和初步诊治。**

**要求:**

有妇(产)科执业注册医师,能对妇科常见病、多发病进行识别和初步诊治,有门诊记录。

**上传支撑材料:**

1. 筛选上传附表3中妇(产)科病种。

2. 妇(产)科医师资格证书、执业证书图片。

3. 妇(产)科门诊记录。

**评价方式方法:**

现场访谈,查看医师资格证书、门诊记录。

**【B-1】能提供住院服务。**

**要求:**

有妇(产)科住院病房,至少应配备1名妇(产)科执业医师。

**上传支撑材料:**

1. 妇(产)科住院病房图片。

2. 一份妇(产)科住院病历。

3. 妇(产)科医师资格证书、执业证书图片。

**评价方式方法:**

现场查看病历和相关医师执业证书。

**【B-2】提供正常分娩服务。**

**要求:**

有中级及以上妇(产)科执业医师,能够开展正常分娩服务。

**上传支撑材料:**

1. 中级及以上妇(产)科医师资格证书、执业证书图片。

2. 该医师一份完整的分娩服务记录。

**评价方式方法:**

现场查看医师资格证书和分娩服务记录。

**【A-1】能开展剖宫产手术。**

**要求:**

有中级及以上妇(产)科执业注册医师,能够开展剖宫产手术。

**上传支撑材料:**

1. 中级及以上妇(产)科执业注册医师资格证书图片。

2. 该医师一份剖宫产手术病历记录。

评价方式方法：

现场查看医师资格证书和服务记录。

## 【A－2】有高级职称医师负责主持危重病人抢救工作。

要求：

危重病人抢救工作须由高级职称医师负责主持。

上传支撑材料：

1. 妇（产）科高级职称医师资格证书图片。

2. 一份该医师完整的抢救记录。

评价方式方法：

现场查看医师资格证书和服务记录。

## 【A－3】定期进行住院病人医疗质量与手术质量分析，并持续改进。

要求：

建立院、科两级医疗质量管理组织，对住院病人医疗质量和手术质量定期检查、评价和分析，提出问题和整改意见，不断提高医疗服务质量。

上传支撑材料：

上一年度4个季度的妇产科医疗质量控制检查、分析、整改、持续改进（院、科两级）。

评价方式方法：

现场查阅总结分析报告。

### 2.2.1.6 全科医疗服务

## 【C－1】开展一般常见病、多发病的临床诊疗服务和连续的健康管理服务。

要求：

请填写附表4。

上传支撑材料：

1. 导出门诊日志（年50人次以上）。

2. 一个开展健康体检及疾病筛查、确诊、治疗（转诊）、随访（康复）的连续案例记录。

评价方式方法：

现场查看相关服务记录。

## 【C－2】能进行腹痛、腹泻、发热、贫血、咳嗽等常见症状的初步鉴别诊断。

要求：

全科医师掌握上述常见症状的病因、临床表现和特征，可以通过与其他疾病的鉴别做出初步诊断。

上传支撑材料：

以上疾病的门诊病历/住院病历（可近期）。

评价方式方法：

现场查看诊疗记录，进行能力测试。

## 【C－3】对诊断明确的高血压、2型糖尿病等慢性病提供健康管理服务。

要求：

通过面对面随访、健康体检、健康指导和危险因素控制等手段对诊断明确的高血压、2型糖尿病等慢性病患者提供健康管理服务。

上传支撑材料：

健康档案、健康体检（含健康指导和危险因素控制内容）、随访记录，高血压、2型糖尿病各1份。

评价方式方法：

现场查看健康管理服务记录。

【B-1】对诊断明确的冠状动脉粥样硬化性心脏病、慢性阻塞性肺疾病、脑卒中康复期、晚期肿瘤、慢性肾功能衰竭等疾病，能提供健康管理服务。

要求：

通过指导用药、干预生活方式、提供康复护理、家庭康复指导等，为诊断明确的冠心病、慢性阻塞性肺疾病、脑卒中康复期、晚期肿瘤、慢性肾功能衰竭等疾病患者提供健康管理服务。

上传支撑材料：

以上疾病的全程管理资料（按期管理、药物指导、生活行为因素干预、康复）。

备注：记录需显示连续性服务，2次、3次都算，实际管理几种疾病就上传几种。

评价方式方法：

现场查看健康管理服务记录。

【B-2】能完成外科止血、缝合、包扎、骨折固定、转运等处理。

要求：

有对外伤患者处置、转运的制度和流程，并能完成外科止血、缝合、包扎、骨折固定、转运等处理。

上传支撑材料：

1. 外科门诊病历/住院病历（可近期）。

2. 止血、缝合、包扎收费发票。

3. 骨折固定、转运图片。

评价方式方法：

现场查看诊疗记录，进行能力测试。

【B-3】提供儿童常见疾病的诊疗服务。

要求：

能够提供儿童常见疾病的诊疗服务，如呼吸道疾病、皮肤疾病、肠道疾病、口腔疾病、传染类疾病等。

上传支撑材料：

1. 导出14岁以下儿童门诊日志。

2. 如有儿童麻疹、水痘等，上传传染病上报记录。

评价方式方法：

现场查看诊疗记录，进行能力测试。

**【A-1】定期对服务质量进行分析并持续改进。**

**要求：**

职能科室对全科医生的服务质量进行检查、考核，每季度至少1次。职能科室对于检查和考核结果进行分析，提出整改建议，促进持续改进。

**上传支撑材料：**

上一年度4个季度的全科医疗质量控制检查、分析、整改、持续改进。

**评价方式方法：**

现场查看分析结果和持续改进措施。

**【A-2】提供眼、耳鼻喉、烧伤等其他临床专科服务。**

**要求：**

能提供1种及以上其他临床专科服务，如眼、耳鼻喉、烧伤等。

**上传支撑材料：**

导出上述临床专科服务的门诊日志(不追求人次数)。

备注：考核全科的诊疗服务能力，而非专科。

**评价方式方法：**

现场查看诊疗记录，进行能力测试。

2.2.1.7　中医医疗服务

**【C-1】有中医门诊，诊室具有中医文化氛围。**

**要求：**

中医科(室)布局合理，标识和标牌规范、醒目。设置1个以上中医诊室。服务环境体现中医药文化特色。

**上传支撑材料：**

中医门诊图片(含各室标牌及内外环境)。

**评价方式方法：**

现场查看。

**【C-2】有具备资质的中医师。**

**要求：**

至少有2名中医类别医师。

**上传支撑材料：**

中医医师资格证书、执业证书图片。

**评价方式方法：**

现场查看执业证书。

**【C-3】能辨证施治内、外、妇、儿常见病、多发病。**

**上传支撑材料：**

1. 中医门诊病历/住院病历(可近期)。

2. 中药饮片处方。

**评价方式方法：**

现场调查访谈。

**【B-1】提供合格的中药饮片，并提供代煎服务。**

**要求：**

配有符合国家质量标准的中药饮片，中药饮片不少于300种。设置中药煎药室，配置煎药机，提供中药代煎服务，使用面积原则上不低于10 m²。

**上传支撑材料：**

1. 中药饮片入库单。

2. 中药煎药室图片。

3. 第三方代煎代配中药饮片协议（忽略1、2）。

**评价方式方法：**

现场查看饮片配备情况、中药煎药室建设情况。

**【B-2】能够规范开展6类以上中医药技术方法，开展2种以上慢性病（高血压、2型糖尿病等）中医药养生保健服务。**

**要求：**

能规范提供中药饮片、针刺、艾灸、刮痧、拔罐、中医微创、推拿、敷熨熏浴、骨伤、肛肠、其他类等项目中6类以上的中医药技术方法，配备针具、火罐、刮痧板、TDP治疗仪等相应的中医诊疗设备。开展2种以上慢性病（高血压、2型糖尿病等稳定期）中医养生保健服务。

**上传支撑材料：**

1. 门诊病历/住院病历、6类以上中医药技术收费发票。

2. 下载中医药服务设备（附表1）填写上传。

3. 2种以上慢性疾病的中医养生保健服务方案。

**评价方式方法：**

现场查看相关诊疗记录以及慢性病（高血压、2型糖尿病等）中医养生保健服务方案。

**【B-3】对重点人群和慢性病患者进行中医药健康管理。**

**要求：**

依据《国家基本公共卫生服务规范（第三版）》，为老年人、儿童、孕产妇等重点人群和高血压、糖尿病等慢性病患者规范提供中医药健康管理服务。

**上传支撑材料：**

1. 老年人名单及中医药健康管理服务记录。

2. 儿童名单及中医药健康管理服务记录。

3. 孕产妇名单及中医药健康管理服务记录。

4. 慢性病患者名单及中医药健康管理服务记录。

**评价方式方法：**

现场查看中医药健康管理的重点人群和慢性病患者名单及服务记录。

**【A-1】能够积极运用中医治未病理论和方法，提供中医药养生保健服务。**

**要求：**

运用中医"治未病"理论和方法，指导开展具有中医药特色的个体化饮食起居、情志调摄、食疗药膳、运动锻炼等养生保健活动。

**上传支撑材料：**

健康或亚健康人群的中医膳食调理（门诊病历或处方）、膏方调理（处方）、太极（图片）、中医健康教育（图片）等。

**评价方式方法：**

现场查看服务记录。

**【A-2】定期进行医疗质量分析和持续改进。**

**要求：**

建立院、科两级医疗质量管理组织，定期检查、评价和分析，提出问题和整改意见，不断提高医疗服务质量。

**上传支撑材料：**

上一年度4个季度的中医科医疗质量控制检查、分析、整改、持续改进（院、科两级）。

**评价方式方法：**

现场查看检查分析结果和持续改进措施。

2.2.1.8　眼、耳鼻咽喉医疗服务★

在国家新医改的大环境下，卫生院必须大力发展基层医疗服务，有条件的卫生院可以开展眼科、耳鼻咽喉科医疗服务，使更多的患者能够在家门口就可以享受到基层医疗卫生服务。

**【C-1】能对眼、耳鼻咽喉常见病进行识别和初步诊治。**

**要求：**

卫生院医师通过到上级医院进修学习，能够对眼、耳鼻咽喉常见病进行识别和初步诊治。请填写附表3。

**上传支撑材料：**

全科医师专科进修合格证（县区级以上医院）或专科医师执业证。

**评价方式方法：**

现场查看进修合格证书，进行能力测试。

**【C-2】对眼、耳鼻咽喉诊疗工作有记录。**

**上传支撑材料：**

1. 门诊病历/住院病历（可近期）。

2. 检查治疗收费发票。

**评价方式方法：**

现场查看工作记录。

**【B-1】能够治疗8种及以上眼、耳鼻咽喉病种。**

**上传支撑材料：**

1. 初步诊治病种。

2. 8种以上疾病的门诊病历/住院病历及诊治收费发票。

**评价方式方法：**

现场查看服务记录。

【A】定期进行眼、耳鼻咽喉医疗质量分析,并持续改进。

**要求:**

职能科室对眼、耳鼻咽喉医师的服务质量进行定期检查、考核,每月至少 1 次。职能科室对于检查和考核结果进行分析,提出整改建议,促进持续改进。

**上传支撑材料:**

上一年度 12 个月的医疗质量控制检查、分析、整改、持续改进。

**评价方式方法:**

现场查阅总结分析报告。

### 2.2.1.9 口腔医疗服务 ★

为了提高全民基本口腔保健水平,实现人人享有初级口腔卫生保健的目标,应开展口腔卫生保健服务,建立以卫生院为基础的口腔保健防治网。

【C-1】能对口腔科常见疾病进行识别和初步诊治。

**要求:**

规范开展牙体牙髓病、牙周黏膜病等口腔常见医疗卫生技术服务。

**上传支撑材料:**

1. 初步诊治病种。

2. 门诊病历/住院病历。

**评价方式方法:**

现场查看诊疗记录,进行能力测试。

【C-2】提供口腔预防适宜技术服务。

**要求:**

提供儿童口腔保健、龋齿检查、学生口腔筛查、窝沟封闭服务。

**上传支撑材料:**

儿童口腔保健、龋齿检查、学生口腔筛查、窝沟封闭服务记录。

**评价方式方法:**

现场查看服务记录,进行能力测试。

【B-1】能提供复杂牙拔除术、正畸修复等技术服务。

**要求:**

有能力完成复杂牙拔除术、正畸修复等技术服务。

**上传支撑材料:**

1. 复杂牙拔除术、正畸修复门诊病历/住院病历。

2. 检查治疗收费发票。

**评价方式方法:**

现场查看诊疗记录,进行能力测试。

【A-1】定期进行口腔医疗质量分析和持续改进。

**要求:**

卫生院有两级口腔质量检查制度,依据制度对科室的医疗质量进行定期或不定期检查,对检查结果进行分析,提出改进意见。

**上传支撑材料:**

上一年度4个季度的医疗质量控制检查、分析、整改、持续改进(院、科两级)。

**评价方式方法:**

现场查看分析结果和持续改进措施。

2.2.1.10 康复医疗服务★

乡镇卫生院应开展规范化康复服务,不断加强康复服务能力建设,提升康复服务水平,满足群众多样化的医疗卫生服务需求。

**【C-1】从事康复治疗的医务人员接受过康复专业培训。**

**要求:**

从事康复治疗的医务人员需经过行政部门组织开展的康复专业培训,并取得培训合格证书。

**上传支撑材料:**

康复治疗师培训合格证书(县区级以上)。

**评价方式方法:**

现场查看培训合格证书。

**【C-2】从事康复治疗的医师对每个康复患者有明确诊断与功能评估并制订康复治疗计划。**

**上传支撑材料:**

康复治疗记录单(含康复治疗计划)。

**评价方式方法:**

现场查看康复有关工作记录。

**【C-3】能开展红外线治疗、低频脉冲电治疗、中频脉冲电治疗、中医药治疗、超短波治疗、微波治疗、超声波治疗、牵引等服务。**

**要求:**

请填写附表4。

**上传支撑材料:**

1. 上述设备图片。

2. 门诊/住院病历及收费发票。

**评价方式方法:**

现场查看相关设备和诊疗记录。

**【C-4】有针对康复病人预防二次伤害的预案。**

**上传支撑材料:**

预防二次伤害的预案。

**评价方式方法:**

现场查看相关预案。

**【B-1】能开展关节松动训练、引导式教育训练、作业疗法等服务。**

**要求:**

利用关节的生理运动和附属运动等治疗手段进行关节松动训练;通过教育引导或诱导功能障碍儿童进行引导式教育训练;用有目的的经过选择的作业活动,对躯体和心理功能障碍者以及不同程度的丧失生活自理能力和劳动能力的病、伤、残者进行作业治疗。同时应具备相应场地、设备等服务条件。

**上传支撑材料:**

1. 康复治疗记录单。

2. 住院病人出院明细单/门诊收费发票。

**评价方式方法:**

现场查看康复记录。

### 【B-2】 康复治疗计划(含中医药服务)由康复医师(中医师)、护士、病人及家属、授权委托人等共同落实。

**要求:**

由学科间团队诊疗小组(由医生领导的多学科诊疗小组)制订康复治疗计划。康复治疗计划中要有中医药服务。学科间团队诊疗小组由康复医师(中医师)、护士、病人及家属、授权委托人等组成。

**上传支撑材料:**

1. 康复治疗计划(多人)。

2. 康复治疗记录。

**评价方式方法:**

现场查看康复治疗计划、工作记录,进行现场访谈。

### 【A-1】能开展认知知觉功能障碍训练、运动疗法等。

**要求:**

对康复病人进行认知知觉功能障碍训练,包括知觉障碍(躯体构图障碍、视空间关系障碍、失认症、失用症)训练、注意功能障碍训练、记忆功能障碍训练、执行能力障碍训练等。能够利用器械、徒手或患者自身力量,通过某些运动方式(主动或被动运动等),使患者获得全身或局部运动功能、感觉功能恢复的训练,包括关节功能训练、肌力训练、有氧训练、平衡训练、步行训练等。

**上传支撑材料:**

1. 上述康复治疗记录单。

2. 收费明细单。

**评价方式方法:**

现场查看康复治疗计划、工作记录。

### 【A-2】对转入社区及家庭的患者提供转诊后连续的康复训练指导。

**上传支撑材料:**

1. 接收上级医院下转回社区需要康复的患者,提供康复服务的病历。

2. 对转入家庭仍需要康复的患者进行的康复训练指导记录及图片。

**评价方式方法:**

现场查看康复服务档案、工作记录。

【A-3】科室对康复计划落实情况有自查、评价,有改进措施。

**要求:**

科室有康复相关工作制度,依据制度对科室的康复计划进行定期或不定期自查评价,制定改进措施并落实。

**上传支撑材料:**

上一年度 4 个季度的医疗质量控制检查、分析、整改、持续改进。

**评价方式方法:**

现场查看检查分析结果和持续改进措施。

## 2.2.2 检验检查服务

### 2.2.2.1 检验项目

临床检验是医疗诊断过程中重要的辅助手段,卫生院应当按照卫生健康行政部门核准登记的医学检验科下设专业诊疗科目设定临床检验项目,提供临床检验服务。

【C】开展血常规、尿常规、便常规、肝功能、肾功能、淀粉酶血脂、血清电解质、血糖检测、ABO 红细胞定型、ABO 血型鉴定等检验项目。

**上传支撑材料:**

1. 检验人员资格证。

2. 上述检验设备图片或委托第三方检测协议。

3. 相关检验项目收费发票。

**评价方式方法:**

现场查看检验执业资质、设备、LIS 系统(另请填写附表 5)。

【B-1】 开展凝血功能、糖化血红蛋白、乙型肝炎血清标志物、HCV 抗体、艾滋、梅毒抗体检测(初筛)、Rh 血型鉴定等。

**上传支撑材料:**

1. 上述检验设备图片或委托第三方检测协议。

2. 相关检验项目收费发票。

**评价方式方法:**

同【C】。

【B-2】提供 24 小时急诊检验服务。

**要求:**

临床检验专业技术人员 24 小时在岗值班,提供 24 小时急诊检验服务。

**上传支撑材料:**

1. 检验人员排班表。

2. 检验人员 24 小时应诊服务记录。

**评价方式方法:**

现场查看临床检验专业技术人员排班表等。

【A-1】开展心肌损伤标志物、肿瘤标志物、血气分析、微生物等检测。

上传支撑材料：

1. 上述检验设备图片或委托第三方检测协议。

2. 相关检验项目收费发票。

评价方式方法：

同【C】。

【A-2】对临床诊疗临时需要而不能提供的特殊检验项目，可委托上级医院或第三方检测中心等单位提供服务，或机构联合开展服务，但应签署医院之间的委托服务协议，必须有室内质控、室间质评以及结果回报时限等保证条款。

上传支撑材料：

1. 需要特殊检查的门诊病历或住院病程记录。

2. 委托第三方检测协议。

3. 第三方室内质控与室间质评资料。

评价方式方法：

现场查看病历、委托协议，同时查看室内质控与室间质评相关资料。

2.2.2.2　检查项目

【C-1】开展胸、腹部透视、CR摄片、心电图、B超检查。

上传支撑材料：

1. 上述检查设备图片或委托第三方检查协议。

2. 相关检查项目收费发票。

评价方式方法：

现场查看设备、服务记录。

【C-2】检查设施、设备配备符合相关要求，检查项目与临床工作相适应。

要求：

相关设备符合配备要求，设备完好适用，检查项目与临床工作相适应。

上传支撑材料：

1. 设备维护保养记录、计量检测记录。

2. 门诊病历/住院病历（检查符合诊断与鉴别诊断）。

评价方式方法：

现场查看相关设施、设备和服务记录。

【B-1】开展DR摄片、彩超检查。

上传支撑材料：

1. 上述检查设备图片或委托第三方检查协议。

2. 相关检查项目收费发票。

评价方式方法：

同【C-1】。（另请填写附表5）。

【B-2】开展心电监测等。

**上传支撑材料：**

1. 上述检查设备图片。

2. 相关检查项目收费发票。

**评价方式方法：**

同【C-1】。

【A-1】开展消化道造影和静脉肾盂造影、DR数字图像拼接等，有条件的
提供CT检查。

**上传支撑材料：**

1. 上述检查设备图片。

2. 相关检查项目收费发票。

**评价方式方法：**

同【C-1】。

【A-2】开展彩超检查、远程心电监测、动态心电监测、动态血压监测等。

**上传支撑材料：**

1. 上述检查设备图片。

2. 相关检查项目收费发票。

**评价方式方法：**

同【C-1】。

## 2.2.3　公共卫生服务

### 2.2.3.1　居民健康档案管理

【C-1】按照《国家基本公共卫生服务规范（第三版）》（以下简称《规范》）要
求，具备开展服务的设施、设备和人员条件。

**要求：**

配备开展居民健康档案管理服务的电脑、网络设备，并且运行正常。纸质健康档案具备档案室、档案柜、档案袋（夹）等设施，符合防盗、防晒、防高温、防火、防潮、防尘、防鼠和防虫等要求。配置专（兼）职人员负责健康档案管理工作。电子健康档案有专（兼）职人员负责网络维护管理工作。

**支持性材料：**

1. 设施、设备清单。

2. 居民健康档案工作人员名单。

**评价方式方法：**

现场查看相关设施、设备、管理人员名单。

【C-2】为辖区内常住居民开展居民健康档案管理服务。

**要求：**

为辖区常住居民建立健康档案。对重点人群的随访、体检服务以及对建档居民的诊疗服务使用、更新健康档案。对死亡、失访与迁出居民的健康档案终止并保存。

**支持性材料：**

1. 居民健康档案管理工作的方案、流程、规范或制度等。

2. 已开展的居民健康档案案例的清晰照片或电脑截屏（包括档案首页、体检、随访或诊疗记录）。

3. 死亡、失访或迁出的居民健康档案案例的清晰照片或电脑截屏。

**评价方式方法：**

现场查看居民健康档案相关资料。

**【C-3】居民电子健康档案遵循国家统一的相关数据标准与规范。**

**要求：**

电子健康档案封面及相关表单设计符合规范要求，电子健康档案编码统一正确。

**支持性材料：**

电子健康档案案例的电脑截屏（档案首页、体检、随访、中医体质辨识、家庭医生签约等页面）。

**评价方式方法：**

现场查看电子健康档案信息系统。

**【B-1】辖区常住居民电子健康档案建档率达到75%以上，健康档案使用率达到70%以上。**

**要求：**

1. 电子健康档案建档率＝建立电子健康档案人数/辖区内常住居民人数×100%。

2. "建档"指完成健康档案封面和个人基本信息表，其中0～6岁儿童不需要填写个人基本信息表，其基本信息填写在"新生儿家庭访视记录表"上。

3. 健康档案使用率＝健康档案中有动态记录的档案份数/档案总数×100%。"有动态记录的档案"是指1年内与患者的医疗记录相关联和(或)有符合对应服务规范要求的相关服务记录的健康档案。

**支持性材料：**

基本公卫报表中居民健康档案部分。

**评价方式方法：**

现场查看健康档案报表及档案资料、评审年度当地卫生健康行政部门或专业公共卫生机构对健康档案使用情况抽样核查资料。

**【B-2】电子健康档案向居民开放。**

**要求：**

开展电子健康档案向居民开放的宣传，告知居民开放渠道。开放内容至少包括个人基本信息、健康检查(辅助检查结果)等。开放渠道结合本地实际，有条件的可通过智能客户终端、网站等多元化和交互形式，方便广大居民"拿得到、看得懂、易操作、见实效"。

**支持性材料：**

向居民开放的设备照片(自助查询机)，或网页电脑截屏，或手机终端的截屏。

评价方式方法：

现场查看电子健康档案向居民开放情况。

**【A-1】辖区常住居民电子健康档案建档率达到90％以上，健康档案使用率达到90％以上。**

同【B-1】。

**【A-2】电子健康档案数据与医疗信息互联互通。**

要求：

电子健康档案信息系统和医院信息系统（HIS）相连接，尽快实现与同级疾病预防控制中心疾控信息系统相连接。

支持性材料：

电子健康档案系统和HIS系统电脑截屏，两个系统信息共享的电脑截屏。

评价方式方法：

现场查看信息系统互联互通情况。

2.2.3.2 健康教育

按照国家健康教育服务规范要求，有计划、有组织地开展信息传播和行为干预的健康教育活动，实施针对性的群体健康教育和个体健康指导，以提高人群的健康认知和健康素养水平，养成科学、文明、健康的生活习惯，对存在的健康问题进行有效干预。

**【C-1】按照规范要求，具备开展服务的设施、设备和人员条件。**

要求：

具备开展健康教育的场地、设施、设备，包括用于播放影音视频的电视、LED屏。用于宣教的电脑、投影仪、照相机等，设备完好，能正常使用。配备专（兼）职人员负责健康教育工作，每年接受健康教育专业知识和技能培训不少于8学时。

支持性材料：

1. 设施、设备清单。

2. 健康教育管理人员名单。

3. 接受专业培训资料。

评价方式方法：

现场查看设施、设备、人员名单及相关培训资料。

**【C-2】利用多种形式开展辖区健康教育服务。**

要求：

辖区健康教育服务形式包括：提供健康教育资料（发放印刷资料、播放音像资料）；设立健康教育宣传橱窗；开展公众健康咨询活动；举办健康知识讲座；开展个体化健康教育。

支持性材料：

1. 健康教育资料（印刷资料、音像资料）。

2. 健康教育宣传橱窗资料。

3. 公众健康咨询活动资料。

4. 健康知识讲座资料。

5. 个性化健康教育资料。

**评价方式方法：**

现场查看健康教育资料。

## 【C-3】健康教育服务内容符合规范要求。

**要求：**

健康教育服务内容包括：宣传普及《中国公民健康素养——基本知识与技能（2015年版）》；配合有关部门开展公民健康素养促进行动；对青少年、妇女、老年人、残疾人、0～6岁儿童家长等人群进行健康教育；开展合理膳食、控制体重、适当运动、心理平衡、改善睡眠、限盐、控烟、限酒、科学就医、合理用药、戒毒等健康生活方式和可干预危险因素的健康教育；开展心脑血管、呼吸系统、内分泌系统、肿瘤、精神疾病等重点慢性非传染性疾病以及结核病、肝炎、性与生殖、艾滋病等重点传染性疾病的健康教育；开展食品卫生、职业卫生、放射卫生、环境卫生、饮水卫生、学校卫生、出生缺陷防治和计划生育等公共卫生问题的健康教育；开展突发公共卫生事件应急与处理的健康教育。健康教育内容要通俗易懂，确保其科学性、时效性，并有一定比例的中医药健康教育内容。

**支持性材料：**

1. 健康教育资料（印刷资料、音像资料）。
2. 健康教育宣传橱窗资料。
3. 公众健康咨询活动资料。
4. 健康知识讲座资料。
5. 个性化健康教育资料。
6. 突发事件应急演练与处置资料。

**评价方式方法：**

现场查看健康教育资料。

## 【B-1】健康教育形式和频次达到规范要求。

**要求：**

按照《国家基本公共卫生服务规范（第三版）》中的健康教育形式和频次要求：每年发放印刷资料≥12种；播放音像资料≥6种；开展公众健康咨询活动≥9次；宣传栏设置符合规范要求，每2个月最少更换1次；机构每月至少举办1次健康知识讲座。

**支持性材料：**

1. 自制印刷资料。
2. 咨询活动资料。
3. 宣传栏资料。
4. 讲座资料。

**评价方式方法：**

现场查看健康教育相关资料。

## 【B-2】利用互联网、手机终端等新媒体、新形式开展健康教育。

**要求：**

利用现代技术在PC端、手机端以及传统媒体、新媒体开展不同形式的健康教育。

**支持性材料：**

新媒体学习路径介绍资料。

**评价方式方法：**

现场查看。

## 【A-1】开展辖区居民健康素养知识知晓率的调查评估。

**要求：**

开展辖区居民健康素养知识知晓率的调查，并组织进行评估。

**支持性材料：**

居民健康素养知识知晓率调查评估报告。

**评价方式方法：**

现场查看居民健康素养知识知晓率调查评估报告。

## 【A-2】辖区居民健康素养水平达到20%以上。

**要求：**

居民健康素养水平根据国家健康素养监测方案，从知识、行为和技能三个方面进行现场调查综合测评。居民健康素养水平＝具备健康素养合格人数/调查健康素养水平总人数×100%。"具备健康素养合格"是指能够正确回答80%及以上健康素养调查内容。居民健康素养水平要求≥20%。

**支持性材料：**

健康素养水平调查报告。

**评价方式方法：**

现场查看居民健康素养水平调查报告。

### 2.2.3.3　预防接种

## 【C-1】按照规范要求，具备开展服务的设施、设备和人员条件。

**要求：**

机构必须为区县级卫生健康行政部门指定的预防接种单位，具有区县级卫生健康行政部门指定的预防接种资质。具备《疫苗储存和运输管理规范》规定的冷藏设施、设备，包括冰箱、冷藏箱、冷藏包、冰排和温度监测等基本设施设备。具备预防接种信息管理系统。接种室、接种台符合《预防接种工作规范》规定。预防接种人员应当具备执业医师、执业助理医师、执业护士或者乡村医生资格，并经过区县级或以上卫生计生行政部门组织的预防接种专业培训，经考核合格后持证上岗。

**支持性材料：**

1. 医疗机构执业许可证（要有预防接种的项目）。
2. 设施、设备清单。
3. 预防接种工作人员名单。
4. 工作人员资质证书和预防接种上岗证照片。

**评价方式方法：**

现场查看设施、设备、人员名单及相关资格、培训资料。

**【C‒2】为辖区内 0～6 岁儿童和其他重点人群开展预防接种服务。**

**要求：**

为辖区内 0～6 岁儿童进行常规接种。在重点地区、重点人群开展强化免疫或补充免疫、群体性接种工作和应急接种工作。

**支持性材料：**

1. 预防接种工作的方案、程序、规范或制度等。
2. 预防接种信息系统个案的电脑截屏、儿童预防接种证接种记录照片。
3. 开展强化免疫、查验证或应急接种的台账资料照片。

**评价方式方法：**

现场查看预防接种信息系统。

**【C‒3】预防接种门诊服务流程与冷链管理符合规范要求。**

**要求：**

预防接种门诊服务流程符合规范要求。冷链管理符合规范要求。

**支持性材料：**

1. 预防接种服务流程。
2. 冷链管理制度、生物制品管理制度。
3. 冷链管理的台账资料照片。

**评价方式方法：**

现场查看。

**【B‒1】预防接种证（卡）建证（卡）率达到 100%。**

**要求：**

年度辖区内已建立预防接种证（卡）是指及时为辖区内所有居住满 3 个月的 0～6 岁儿童建立预防接种证和预防接种卡（簿）等儿童预防接种档案。

**支持性材料：**

基本公卫报表中预防接种部分电脑截屏。

**评价方式方法：**

现场查看预防接种信息系统、评审年度当地卫生健康行政部门或专业公共卫生机构抽样核查资料。

**【B‒2】辖区适龄儿童国家免疫规划疫苗接种率达到 90% 以上。**

**要求：**

某种疫苗接种率目标要求依据评审年度国家或地方的目标任务要求。

**支持性材料：**

基本公卫报表中预防接种部分电脑截屏。

**评价方式方法：**

现场查看预防接种信息系统、当地卫生健康行政部门或专业公共卫生机构抽样核查资料。

**【A‒1】辖区适龄儿童国家免疫规划疫苗接种率达到 95% 以上。**

**要求：**

某种疫苗接种率目标要求依据评审年度国家或地方的目标任务要求。

**支持性材料：**

基本公卫报表中预防接种部分电脑截屏。

**评价方式方法：**

现场查看预防接种信息系统、当地卫生健康行政部门或专业公共卫生机构抽样核查资料。

**【A-2】连续三年及以上未出现预防接种引起的医疗安全事件。**

**要求：**

某种疫苗接种率目标要求依据评审年度国家或地方的目标任务要求。

**支持性材料：**

卫生健康行政部门或专业公共卫生机构出具的连续三年未出现预防接种引起的医疗安全事件证明。

**评价方式方法：**

现场查看当地卫生健康行政部门或专业公共卫生机构出具的连续三年未出现预防接种引起的医疗安全事件证明。

### 2.2.3.4 儿童健康管理

**【C-1】按照规范要求，具备开展服务的设施、设备和人员条件。**

**要求：**

配备儿童体检室。具备儿童保健设备，包括儿童体重秤、量床、身高计、软尺、听诊器、手电筒、消毒压舌板，听力和视力筛查工具以及必要的辅助检查设备。从事儿童健康管理工作的人员（含乡村医生）应取得相应的执业资格，并接受过儿童保健专业技术培训。

**支持性材料：**

1. 医疗机构执业许可证。
2. 设施、设备清单。
3. 儿童健康管理工作人员名单。
4. 工作人员资质证书和儿保上岗培训证照片。

**评价方式方法：**

现场查看设施设备、人员名单及相关培训与执业资格资料。

**【C-2】对辖区内常住的0～6岁儿童规范开展健康管理服务。**

**要求：**

对辖区内常住的0～6岁儿童健康管理服务包括：新生儿家庭访视；新生儿满月健康管理；婴幼儿健康管理；学龄前儿童健康管理；健康问题处理。

**支持性材料：**

1. 儿童健康管理的方案、规范或制度等。
2. 提供儿童健康管理的相应台账资料照片（访视、新生儿、婴幼儿、学龄前等各类儿童的）。
3. 对健康存在问题的儿童的处理记录。

**评价方式方法：**

现场查看儿童健康管理资料。

### 【C-3】定期随访结果及时向儿童家长反馈。

**要求：**

对0～6岁儿童定期随访服务的健康检查结果及时向儿童家长反馈。

**支持性材料：**

1. 儿童保健手册中随访记录有问题的部分清晰照片，化验单或其他项目检查结果的清晰照片。

2. 儿保工作人员向儿童家长告知健康检查结果的工作照片。

**评价方式方法：**

现场查看儿童健康管理资料。

### 【B-1】新生儿访视率达到90%以上。

**要求：**

新生儿访视率目标要求依据评审年度国家或地方的目标任务要求。新生儿访视率＝年度辖区内按照规范要求接受1次及以上访视的新生儿人数/年度辖区内活产数×100%。

**支持性材料：**

1. 基本公卫报表中儿童健康管理部分电脑截屏。

2. 儿童健康管理信息系统中查询到的新生儿访视率数据的电脑截屏。

**评价方式方法：**

现场查看儿童健康管理信息系统、评审年度当地卫生健康行政部门或专业公共卫生机构抽样核查资料。

### 【B-2】对发现健康问题的儿童进行指导，必要时及时转诊并追踪随访转诊结果。

**要求：**

对健康管理中发现的有营养不良、贫血、单纯性肥胖等情况的儿童应当分析其原因，给出指导或转诊的建议。对心理行为发育偏异、口腔发育异常（唇腭裂、诞生牙）、龋齿、视力低下或听力异常等情况的儿童应及时转诊并追踪随访转诊后结果。

**支持性材料：**

1. 健康问题儿童登记表格和个案记录表格等台账资料的清晰照片。

2. 健康问题儿童的指导或转诊、转归记录的清晰照片。

**评价方式方法：**

现场查看儿童健康管理资料。

### 【A】0～6岁儿童健康管理率达到90%以上。

**要求：**

0～6岁儿童健康管理率达到90%以上，并能对辖区0～6岁儿童健康管理服务情况及成效进行总结分析，提出改进措施。

**支持性材料：**

1. 基本公卫报表中儿童健康管理部分的清晰照片。

2. 儿童健康管理工作总结（有分析和改进措施）。

**评价方式方法：**

现场查看儿童健康管理信息系统、统计上报资料以及当地卫生健康行政部门或专业公共卫生机构抽样核查资料、分析结果和改进措施等。

2.2.3.5　*孕产妇健康管理*

**【C-1】按照规范要求，具备开展服务的设施、设备和人员条件。**

**要求：**

配备妇科（妇保）门诊室。具备孕产妇保健设备，包括检查床、血压计、体重计、软尺、产后访视包及相关辅助检查设备等。从事孕产妇健康管理服务工作的人员应取得相应的执业资格，并接受过孕产妇保健专业技术培训。

**支持性材料：**

1. 医疗机构执业许可证。

2. 设施、设备清单。

3. 孕产妇健康管理工作人员名单。

4. 工作人员资质证书和妇保上岗培训证照片。

**评价方式方法：**

现场查看设施设备、人员名单及相关培训与执业资格资料。

**【C-2】对辖区内常住的孕产妇规范开展健康管理服务。**

**要求：**

孕产妇开展健康管理服务内容包括：孕早期健康管理；孕中期健康管理；孕晚期健康管理；产后访视；产后42天健康检查服务。具有助产技术服务资质的基层医疗卫生机构在孕中期和孕晚期对孕产妇各进行2次随访，没有助产技术服务资质的基层医疗卫生机构督促孕产妇前往有资质的机构进行相关随访。

**支持性材料：**

1. 孕产妇健康管理的工作方案、规范或制度等。

2. 提供孕产妇健康管理的相应台账资料清晰照片（孕早期、孕中期、孕晚期、产后访视、产后42天）。

**评价方式方法：**

现场查看孕产妇健康管理资料。

**【C-3】定期随访结果及时向孕产妇反馈。**

**要求：**

对产前定期随访及产后定期访视的健康检查结果及时向孕产妇反馈。

**支持性材料：**

1. 孕产妇保健手册中随访记录的部分清晰照片，化验单或其他项目检查结果的清晰照片。

2. 妇保工作人员向孕产妇告知健康检查结果的工作照片。

**评价方式方法：**

现场查看孕产妇健康管理资料。

**【B-1】早孕建册率、产后访视率分别达到90％以上。**

**要求：**

早孕建册率和产后访视率目标要求依据评审年度国家或地方的任务目标要求。

早孕建册率＝辖区内孕13周之前建册并进行第一次产前检查的产妇人数/该地该时间段内活产数×100％。

产后访视率＝辖区内产妇出院后28天内接受过产后访视的产妇人数/该地该时间段内活产数×100％。

**支持性材料：**

1. 基本公卫报表中孕产妇健康管理部分电脑截屏。

2. 孕产妇健康管理信息系统中查询到的数据的电脑截屏。

**评价方式方法：**

现场查看孕产妇健康管理信息系统、评审年度当地卫生健康行政部门或专业公共卫生机构抽样核查资料。

**【B-2】对发现有异常的孕产妇及时转诊并追踪随访转诊结果。**

**要求：**

对具有妊娠危险因素和可能有妊娠禁忌证或严重并发症的孕妇,对出现危急征象的孕妇,及时转诊到上级医疗卫生机构,并在2周内追踪随访转诊结果。

发现有产褥感染、产后出血、子宫复旧不佳、妊娠并发症未恢复者以及产后抑郁等问题的产妇,应及时转至上级医疗卫生机构进一步检查、诊断和治疗。

**支持性材料：**

高危孕产妇登记本等台账资料的清晰照片和信息系统的电脑截屏。

**评价方式方法：**

现场查看孕产妇健康管理资料。

**【A-1】孕产妇系统管理率达到90％以上。**

**要求：**

1. 孕产妇系统管理率＝辖区内按照规范要求完成早孕建册、产前5次和产后2次及以上随访服务的人数/该地该时间段内活产数×100％。

2. 孕产妇系统管理率要求≥90％。能对辖区孕产妇健康管理服务情况及成效进行总结分析,提出改进措施。

**支持性材料：**

1. 基本公卫报表中孕产妇健康管理部分的清晰照片。

2. 孕产妇健康管理工作总结(有分析和改进措施)。

**评价方式方法：**

现场查看孕产妇健康管理信息系统、评审年度当地卫生健康行政部门或专业公共卫生机构抽样核查资料、分析结果和改进措施。

**【A-2】对发现异常的孕产妇进行指导和处理。**

**要求：**

对发现异常的孕产妇进行指导和处理。

**支持性材料：**

高危孕产妇登记本，对检查结果异常的情况进行登记和处理的资料照片。

**评价方式方法：**

现场查看孕产妇健康管理资料。

2.2.3.6 老年人健康管理

**【C-1】按照规范要求，具备开展服务的设施、设备和人员条件。**

**要求：**

具备开展老年人健康管理服务的血压计、听诊器、身高体重秤。电脑、网络设备运行正常。具备尿液分析仪、血液细胞分析仪、全自动（半自动）生化分析仪、心电图机、B超等辅助检查设施设备，设备完好，能正常使用。配备专（兼）职医务人员负责老年人健康管理工作，并接受过相关培训。

**支持性材料：**

1. 设施、设备清单。

2. 从事老年人健康管理人员名单。

3. 接受上级部门培训的资料（上级主管部门或者业务指导部门组织的培训）。

4. 开展院内老年人健康管理培训的资料。

**评价方式方法：**

现场查看设施设备、人员名单及相关培训资料。

**【C-2】对辖区内常住的65岁及以上老年人规范开展健康管理服务。**

**要求：**

对辖区内常住65岁及以上老年人健康管理的服务内容为每年提供1次健康管理，包括生活方式和健康状况评估、体格检查、辅助检查和健康指导。

**支持性材料：**

1. 建立健康档案。

2. 建立老年人健康档案专案。

3. 老年人健康体检（生活方式、健康状况评估、体格检查、辅助检查等）档案。

4. 健康指导。

（以上根据实际工作情况进行选择和添加。）

**评价方式方法：**

现场查看老年人健康管理资料。

**【C-3】健康体检结果及时向居民本人反馈。**

**要求：**

对老年人进行年度健康体检，结果及时向居民本人反馈。

**支持性材料：**

1. 体检报告。

2. 解读体检报告。

**评价方式方法：**

现场查看老年人健康管理资料。

**【B－1】老年人健康管理率达到 67％以上。**

**要求：**

1. 老年人健康管理率目标要求依据评审年度国家或地方的目标任务要求。

2. 老年人健康管理率＝年内接受健康管理人数/年内辖区内 65 岁及以上常住居民人数×100％。接受健康管理是指建立了健康档案、接受了健康体检、健康指导，健康体检表填写完整。

**支持性材料：**

1. 本年度公卫报表（年终报表，需盖章）。

2. 本年度老年人健康管理系统截屏（管理人数）。

3. 当地卫生健康部门或者专业公共卫生机构抽样核查资料照片。

**评价方式方法：**

现场查看老年人健康管理报表及档案资料、评审年度当地卫生健康行政部门或专业公共卫生机构抽样核查资料。

**【B－2】对患病老年人及时治疗或转诊，对发现有异常的老年人及时转诊并随访转诊结果。**

**要求：**

对明确诊断的高血压或糖尿病患者纳入慢性病患者健康管理。对患有其他疾病的老年人及时治疗或转诊。对发现有异常检查结果的老年人定期复查或转诊。

**支持性材料：**

1. 老年人健康管理系统。

2. 体检报告。

**评价方式方法：**

现场查看老年人健康管理资料。

**【A】老年人健康管理率达到 70％以上。**

同【B－1】。

2.2.3.7 高血压患者健康管理

**【C－1】按照规范要求，具备开展服务的设施、设备和人员条件。**

**要求：**

具备开展高血压患者健康管理服务的血压计、听诊器、身高体重秤等基本设施、设备。电脑、网络设备运行正常。配备医务人员负责高血压患者健康管理的项目实施与管理工作。

**支持性材料：**

1. 设施、设备清单。

2. 从事高血压患者健康管理人员名单。

3. 接受上级部门培训的资料(上级主管部门或者专业公卫机构组织的培训)。

4. 开展院内高血压患者健康管理培训的资料。

**评价方式方法:**

现场查看设施、设备、人员名单。

## 【C-2】对辖区内常住的原发性高血压患者规范开展健康管理服务。

**要求:**

对辖区内常住的原发性高血压患者健康管理的服务内容包括:筛查,随访评估,分类干预,健康体检。

**支持性材料:**

1. 高血压患者筛查。

2. 建立高血压专案。

3. 随访评估、分类干预。

4. 健康体检。

5. 健康管理。

(以上根据实际工作情况进行选择和添加。)

**评价方式方法:**

现场查看高血压患者健康管理资料。

## 【C-3】定期随访结果及时向患者反馈。

**要求:**

对高血压患者进行定期随访,结果及时告知患者。

**支持性材料:**

1. 高血压患者分类干预、随访评估资料。

2. 医生解读体检报告、健康评价和指导。

**评价方式方法:**

现场查看高血压患者健康管理资料。

## 【B-1】高血压患者管理率达到40%以上,规范管理率达到70%以上。

**要求:**

1. 高血压患者管理目标任务以年度国家、地方的目标任务为依据,采用"高血压患者健康管理目标完成率"进行评价。高血压患者健康管理目标完成率=年内已管理高血压患者人数/年内管理目标人数×100%。高血压患者健康管理目标完成率任务要求为100%。

2. 高血压患者规范管理率目标要求依据评审年度国家或地方的目标任务要求。高血压患者规范管理率=按照规范要求进行高血压患者健康管理的人数/年内已管理的高血压患者人数×100%。其中"年内已管理高血压患者"是指建档且年内至少面对面随访一次的高血压患者。

**支持性材料:**

1. 本年度公卫报表(年终报表,需盖章)。

2. 本年度高血压患者健康管理系统截屏(管理人数)。

3. 当地卫生健康部门或者专业公共卫生机构抽样核查资料照片。

**评价方式方法:**

现场查看高血压健康管理报表及档案资料、评审年度当地卫生健康行政部门或专业公共卫生机构抽样核查资料。

**【B-2】高血压患者健康管理由临床医师负责。**

**要求:**

由临床医师负责高血压患者的健康管理工作,应与门诊服务相结合。责任家庭医生对高血压患者实行连续的责任制管理。

**支持性材料:**

1. 管理人员基本情况(从事高血压管理的分工,比如高血压筛查、建档、随访评估、分类干预、健康体检和健康管理)以及医师资格证书等。

2. 家庭医生签约服务团队公示图、责任区域、团队构建名册、工作制度、规范等。

**评价方式方法:**

现场查看责任区域划分、人员分工职责与临床医生资质材料。

**【A-1】规范管理的高血压患者血压控制率达到60%以上。**

**要求:**

管理人群血压控制率=年内最近一次随访血压达标人数/年内已管理的高血压患者人数×100%。"最近一次随访血压"指的是按照规范要求最近一次随访的血压,若失访则判断为未达标。"血压控制"是指收缩压<140 mmHg和舒张压<90 mmHg(65岁及以上患者收缩压<150 mmHg和舒张压<90 mmHg),即收缩压和舒张压同时达标。管理人群血压控制率要求≥60%。

**支持性材料:**

1. 公卫报表。

2. 当地卫生健康部门或者专业公共卫生机构抽样核查资料。

**评价方式方法:**

现场查看高血压健康管理报表及档案资料、评审年度当地卫生健康行政部门或专业公共卫生机构抽样核查资料。

**【A-2】与上级医疗机构建立转(会)诊制度。**

**支持性材料:**

1. 高血压患者转诊制度和流程。

2. 与上级医院签订的转诊协议。

3. 转(会)诊记录。

**评价方式方法:**

现场查看资料。

2.2.3.8 糖尿病患者健康管理

**【C-1】按照规范要求,具备开展服务的设施、设备和人员条件。**

**要求:**

具备开展 2 型糖尿病患者健康管理服务的血压计、听诊器、血糖检测仪、身高体重秤等基本设施、设备。电脑、网络设备运行正常。配备医务人员负责 2 型糖尿病患者健康管理的项目实施与管理工作。

**支持性材料：**

1. 设施、设备清单。

2. 从事糖尿病患者健康管理人员名单。

3. 接受上级部门培训的资料（上级主管部门或者专业公卫机构组织的培训）。

4. 开展院内糖尿病患者健康管理培训的资料。

**评价方式方法：**

现场查看设施、设备、人员名单。

## 【C-2】对辖区内常住的 2 型糖尿病患者规范开展健康管理服务。

**要求：**

对辖区内常住的 2 型糖尿病患者健康管理的服务内容包括：筛查，随访评估，分类干预，健康体检。

**支持性材料：**

1. 糖尿病患者筛查资料。

2. 建立糖尿病专案。

3. 随访评估、分类干预资料。

4. 健康体检。

5. 健康管理。

（以上根据实际工作情况进行选择和添加。）

**评价方式方法：**

现场查看 2 型糖尿病患者健康管理资料。

## 【C-3】定期随访结果及时向患者反馈。

**要求：**

对 2 型糖尿病患者进行定期随访服务，结果及时告知患者。

**支持性材料：**

1. 糖尿病患者分类干预、随访评估照片（门诊随访、电话随访、巡诊随访）。

2. 医生解读体检报告、健康评价和指导照片。

**评价方式方法：**

现场查看 2 型糖尿病患者健康管理资料。

## 【B-1】糖尿病患者管理率达到 35% 以上，规范管理率达到 70% 以上

**要求：**

1. 2 型糖尿病患者管理目标任务以年度国家、地方的目标任务为依据，采用"糖尿病患者健康管理目标完成率"进行评价。糖尿病患者健康管理目标完成率＝年内已管理 2 型糖尿病患者人数/年内管理目标人数×100%。2 型糖尿病患者健康管理目标完成率任务要求为 100%。

2. 2 型糖尿病患者规范管理率目标要求依据评审年度国家或地方的目标任务要求。

2型糖尿病患者规范管理率=按照规范要求进行2型糖尿病患者健康管理的人数/年内已管理的2型糖尿病患者人数×100%。其中"年内已管理2型糖尿病患者"是指建档且年内至少面对面随访一次的2型糖尿病患者。

**支持性材料：**

1. 本年度公卫报表(年终报表,需盖章)。

2. 本年度糖尿病患者健康管理系统截屏(管理人数)。

3. 当地卫生健康部门或者专业公共卫生机构抽样核查资料照片。

**评价方式方法：**

现场查看2型糖尿病健康管理报表及档案资料、评审年度当地卫生健康行政部门或专业公共卫生机构抽样核查资料。

**【B-2】糖尿病患者健康管理由临床医师负责。**

**要求：**

由临床医师负责2型糖尿病患者的健康管理工作,应与门诊服务相结合。责任家庭医生对2型糖尿病患者实行连续的责任制管理。

**支持性材料：**

1. 管理人员基本情况(从事糖尿病管理的分工,比如糖尿病筛查、建档、随访评估、分类干预、健康体检和健康管理)以及医师资格证书等。

2. 家庭医生签约服务团队公示图、责任区域、团队构建名册、工作制度、规范等。

**评价方式方法：**

现场查看责任区域划分、人员分工职责与临床医生资质材料。

**【A-1】糖尿病患者血糖控制率达到60%以上。**

**要求：**

管理人群血糖控制率=年内最近一次随访血糖达标人数/年内已管理的2型糖尿病患者人数×100%。管理人群血糖控制率要求≥60%。

"最近一次随访血糖"指的是按照规范要求最近一次随访的血糖值,若失访则判断为未达标;血糖达标是指空腹血糖<7 mmol/L。

**支持性材料：**

1. 公卫报表。

2. 当地卫生健康部门或者专业公共卫生机构抽样核查资料。

**评价方式方法：**

现场查看2型糖尿病健康管理报表资料、当地卫生健康行政部门或专业公共卫生机构抽样核查资料。

**【A-2】与上级医疗机构建立转(会)诊制度。**

**支持性材料：**

1. 2型糖尿病患者转诊制度和流程。

2. 与上级医院签订的转诊协议。

3. 转(会)诊记录。

评价方式方法：

现场查看资料。

### 2.2.3.9 严重精神障碍患者管理

**【C-1】按照规范要求，具备开展服务的设施、设备和人员条件。**

**要求：**

具备开展严重精神障碍患者管理的血压计、听诊器、身高体重秤及相关辅助检查等设备。文件柜、电脑、网络设备运行正常。配备专兼（职）人员开展严重精神障碍患者管理工作，并接受过严重精神障碍管理培训。

**支持性材料：**

1. 设施、设备清单。

2. 从事严重精神障碍患者管理人员名单。

3. 接受上级部门培训的资料（上级主管部门或者专业公卫机构组织的培训）。

**评价方式方法：**

现场查看设施设备、人员名单与相关培训资料。

**【C-2】对辖区内常住的6种严重精神障碍患者规范开展管理服务。**

**要求：**

对辖区内常住的6种严重精神障碍患者（包括精神分裂症、分裂情感性障碍、偏执性精神病、双相情感障碍、癫痫所致精神障碍、精神发育迟滞伴发精神障碍）开展管理服务。服务内容包括：信息管理，随访评估，分类干预，健康体检。

**支持性材料：**

1. 国家严重精神障碍信息系统截图。

2. 健康档案截图或者照片。

3. 严重精神障碍患者管理名册。

4. 健康体检系统截图或者照片（生活方式、体格检查、用药情况、健康评价和指导等）。

5. 严重精神障碍患者分类干预、随访评估照片。

6. 医生解读体检报告、指导用药照片。

（以上根据实际工作情况进行选择和添加。）

**评价方式方法：**

现场查看国家严重精神障碍信息系统有关信息及患者管理档案资料。

**【C-3】定期随访结果及时向患者或家属反馈。**

**要求：**

对严重精神障碍患者进行定期随访服务，结果及时告知患者或家属。

**支持性材料：**

1. 严重精神障碍患者分类干预、随访评估（门诊随访、电话随访、巡诊随访）照片。

2. 医生解读体检报告、健康评价和指导照片。

**评价方式方法：**

现场查看国家严重精神障碍信息系统有关信息及患者管理档案资料。

【B-1】在"应管尽管"基础上,严重精神障碍患者规范管理率达到75%以上。

**要求:**

1. 严重精神障碍患者规范管理率目标要求依据评审年度国家或地方的目标任务要求。

2. 严重精神障碍患者规范管理率=年内辖区内按照规范要求进行管理的严重精神障碍患者人数/年内辖区内登记在册的确诊严重精神障碍患者人数×100%。

**支持性材料:**

1. 本年度公卫报表(年终报表,需盖章)。

2. 本年度严重精神障碍患者管理系统截屏(管理人数)。

3. 当地卫生健康部门或者专业公共卫生机构抽样核查资料照片。

**评价方式方法:**

现场查看国家严重精神障碍信息系统有关信息及患者管理档案资料、评审年度当地卫生健康行政部门或专业公共卫生机构抽样核查资料。

【B-2】严重精神障碍患者管理由临床医师负责。

**要求:**

由临床医师负责严重精神障碍患者的管理工作。医生对严重精神障碍患者实行连续的相对固定的责任制管理。

**支持性材料:**

管理人员基本情况(从事严重精神障碍管理的工作分工,比如严重精神障碍患者建档、随访评估、分类干预、健康体检和健康管理)以及医师资格证书等。

**评价方式方法:**

现场查看责任区域划分、人员分工职责与医生资质材料。

【B-3】与上级医疗卫生机构建立培训指导、转会诊制度。

**要求:**

与上级医疗卫生机构(精神卫生专业机构)建立点对点技术指导制度、培训督导制度、转会诊制度。上级医疗卫生机构(精神卫生专业机构)定期对社区卫生服务中心开展技术指导和培训。

**支持性材料:**

1. 点对点技术指导制度、培训督导制度、转会诊制度。

2. 转诊记录本。

3. 上级医疗卫生机构(精神卫生专业机构)定期对社区卫生服务中心开展技术指导和培训的资料(培训签到、照片和培训内容)。

**评价方式方法:**

现场查看机构与上级医疗机构(精神卫生专业机构)建立的相关制度、技术指导与培训督导记录、与上级医疗卫生机构转会诊记录。

【A-1】在管患者服药率达到80%以上,其中规律服药率达到45%以上。

**要求:**

1. 在管患者服药率=服药患者人数/在管患者人数×100%。"服药患者"为至少有一次服药记录的患者。在管患者服药率要求≥80％。

2. 在管患者规律服药率＝规律服药患者人数/在管患者人数×100％。在管患者规律服药率要求≥45％。

**支持性材料：**

1. 国家严重精神障碍信息系统截图和患者管理档案截图或者纸质照片。

2. 当地卫生健康行政部门或者专业公共卫生机构抽样核查资料照片。

**评价方式方法：**

现场查看国家严重精神障碍信息系统有关信息及患者管理档案资料、评审年度当地卫生健康行政部门或专业公共卫生机构抽样核查资料。

【A-2】患者病情稳定率达到80％以上。

**要求：**

患者病情稳定率＝最近一次随访时分类为病情稳定的患者数/所有登记在管的确诊严重精神障碍患者数×100％。患者病情稳定率要求≥80％。

**支持性材料：**

1. 国家严重精神障碍信息系统截图和患者管理档案截图或者纸质照片。

2. 当地卫生健康行政部门或者专业公共卫生机构抽样核查资料照片。

**评价方式方法：**

现场查看国家严重精神障碍患者管理报表及档案资料、评审年度当地卫生健康行政部门或专业公共卫生机构抽样核查资料。

2.2.3.10　肺结核患者健康管理

【C-1】按照规范要求，具备开展服务的设施设备和人员条件。

**要求：**

具备开展肺结核患者健康管理的疫情信息专用电话及文件柜等基本设施、设备。电脑、网络设备运行正常。配备专（兼）职人员负责肺结核患者健康管理工作，并接受过上级专业机构的培训和技术指导。

**支持性材料：**

1. 设施、设备清单。

2. 肺结核健康管理人员名单。

3. 接受专业培训和指导的资料。

**评价方式方法：**

现场查看设施设备、人员名单与相关培训指导记录。

【C-2】发现肺结核可疑症状者及时转诊到结核病定点医疗机构，对辖区内常住的肺结核患者规范开展健康管理服务。

**要求：**

对辖区内前来就诊的居民或患者，如发现肺结核可疑症状者，在鉴别诊断基础上，推荐转诊到结核病定点医疗机构。对辖区内常住的肺结核患者健康管理服务内容包括：筛查及推介转诊，第一次入户随访，督导服药和随访管理，结案评估。

**支持性材料：**

1. 肺结核疑似患者筛查记录。

2. 推介转诊登记、转诊单。

3. 转诊追踪记录。

4. 第一次入户随访记录。

5. 督导服药和随访管理记录。

6. 结案评估。

7. 全年工作总结。

**评价方式方法：**

现场查看肺结核患者健康管理资料。

**【C-3】定期随访结果及时向患者或家属反馈。**

**要求：**

按照《规范》要求，根据督导人员情况，医务人员应将定期随访服务的结果及时告知患者或其家属。

**支持性材料：**

肺结核患者随访登记表。

**评价方式方法：**

现场查看肺结核患者健康管理资料。

**【B-1】肺结核患者管理率达到90%以上。**

**要求：**

肺结核患者管理率目标要求依据评审年度国家或地方的目标任务要求。

**支持性材料：**

1. 公卫报表。

2. 评审年度当地卫生健康行政部门或专业公共卫生机构抽样核查资料。

3. 结核病管理年度工作总结。

**评价方式方法：**

现场查看肺结核患者管理报表及档案资料、评审年度当地卫生健康行政部门或专业公共卫生机构抽样核查资料。

**【B-2】肺结核患者健康管理由临床医师负责。**

**要求：**

肺结核患者健康管理由临床医师负责。

**支持性材料：**

1. 人员资质。

2. 工作职责。

3. 培训指导记录。

**评价方式方法：**

现场查看人员分工职责、人员资质和相关培训指导记录。

**【A-1】肺结核患者规则服药率达到90％以上。**

**要求：**

肺结核患者规则服药率达到90％以上。

**支持性材料：**

1. 公卫报表。

2. 评审年度当地卫生健康行政部门或专业公共卫生机构抽样核查资料。

3. 结核病管理年度工作总结。

**评价方式方法：**

现场查看肺结核患者管理报表及档案资料、评审年度当地卫生健康行政部门或专业公共卫生机构抽样核查资料。

**【A-2】与上级医疗机构建立转会诊制度。**

**要求：**

与上级医疗机构(结核病定点医疗机构)建立转会诊制度,制定转会诊服务流程。

**支持性材料：**

1. 结核病患者转会诊制度。

2. 结核病患者转会诊服务流程。

3. 结核病患者转会诊服务记录。

**评价方式方法：**

现场查看机构与上级医疗机构(结核病定点医疗机构)建立的转会诊制度、工作流程和转会诊记录。

2.2.3.11 中医药健康管理

**【C-1】按照《规范》要求,具备开展服务的设施、设备和人员条件。**

**要求：**

具备开展中医药健康管理服务的电脑、网络系统等基本设施、设备,并运行正常。开展老年人中医体质辨识工作的人员应为接受过老年人中医药知识和技能培训的卫生技术人员。开展老年人中医药保健指导工作的人员应为中医类别执业(助理)医师或接受过中医药知识和技能专门培训的其他类别医师(含乡村医生)。开展儿童中医药健康管理服务的人员应为中医类别执业(助理)医师,或接受过儿童中医药保健知识和技能培训的其他类别医师(含乡村医生)。

**支持性材料：**

1. 设施、设备清单。

2. 从事中医药健康管理人员名单。

3. 接受上级部门培训的资料(上级主管部门或者专业公卫机构组织的培训)。

4. 开展院内中医药健康管理培训的资料。

**评价方式方法：**

现场查看设施设备、人员名单及相关资质与培训材料。

**【C-2】对辖区内常住 65 岁及以上老年人与 0～36 个月儿童规范开展健康管理服务。**

**要求：**

对辖区内常住 65 岁及以上老年人与 0～36 个月儿童开展中医药健康管理服务。服务内容包括：每年为老年人提供一次中医体质辨识和中医药保健指导；按 6、12、18、24、30、36 月龄向家长提供儿童中医饮食调养、起居活动、穴位按揉等中医药健康指导。

**支持性材料：**

1. 65 岁及以上老年人中医体质辨识表或者系统截图（含中医体质辨识 33 条和中医指导内容）。

2. 0～36 个月儿童系管卡中中医指导内容（饮食调养、起居活动、穴位按揉等）。

3. 开展中医药健康管理的现场照片。

（以上根据实际工作情况进行选择和添加。）

**评价方式方法：**

现场查看中医药健康管理资料。

**【C-3】中医药健康管理与老年人、儿童健康管理服务相结合，提供一站式便民服务。**

**要求：**

开展老年人中医药健康管理服务应与老年人健康体检和慢病管理及日常诊疗时间相结合。开展儿童中医药健康管理服务应与儿童健康体检和预防接种相结合，提供一站式便民服务。

**支持性材料：**

1. 在体检中有中医体质辨识流程，在慢病管理过程中开展中医体质辨识和中医药健康管理。

2. 儿童中医药健康管理由儿保医生负责，在计免门诊日、儿保门诊日进行中医药健康管理。

3. 开展中医药健康管理工作的照片。

**评价方式方法：**

现场查看中医药健康管理资料。

**【B-1】65 岁及以上老年人、0～36 个月儿童中医药健康管理率分别达到 50% 以上。**

**要求：**

1. 65 岁及以上老年人、0～36 个月儿童中医药健康管理率目标符合评审年度国家或地方的目标任务要求。

2. 老年人中医药健康管理服务率＝年内接受中医药健康管理服务的 65 岁及以上居民人数/年内辖区内 65 岁及以上常住居民人数×100%。"接受中医药健康管理"是指建立了健康档案、接受了中医体质辨识、中医药保健指导、服务记录表填写完整。

3. 0～36 个月儿童中医药健康管理服务率＝年度辖区内按照月龄接受中医药健康管理服务的 0～36 个月儿童数/年度辖区内的 0～36 个月儿童数×100%。

支持性材料：

1. 本年度公卫报表(年终报表,需盖章)。

2. 本年度中医药健康管理的系统截屏或者登记本(管理人数)。

3. 当地卫生健康行政部门或者专业公共卫生机构抽样核查资料和照片。

评价方式方法：

现场查看中医药健康管理报表及档案资料、评审年度当地卫生健康行政部门或专业公共卫生机构抽样核查资料。

**【B-2】相关服务由中医师及其团队开展。**

要求：

65岁及以上老年人及0～36个月儿童中医药健康管理服务由中医类别医师及其团队提供或在其指导下开展。

支持性材料：

1. 管理人员基本情况(医师资格证书或者接受中医药健康管理培训合格证书)。

2. 开展中医药服务的医师,信息系统截图或者纸质材料照片显示该中医师中医药服务内容。

评价方式方法：

现场查看中医药健康管理相关资料。

**【A-1】65岁及以上老年人、0～36个月儿童中医药健康管理率分别达到65%以上。**

同【B-1】。65岁及以上老年人、0～36个月儿童中医药健康管理率要求≥65%。

2.2.3.12　传染病及突发公共卫生事件报告和处理

**【C-1】按照规范要求,具备开展服务的设施、设备和人员条件。**

要求：

现已具备开展传染病及突发公共卫生事件报告和处理的疫情专用电话、传真机、电脑、网络系统等。基本设施、设备运行正常。配备专(兼)职人员负责传染病疫情及突发公共卫生事件报告管理工作,工作人员定期进行相关知识和技能的培训。

支持性材料：

1. 设施、设备清单。

2. 传染病与突发公共卫生事件报告管理人员名单。

3. 接受培训的资料。

4. 开展院内传染病及突发公共卫生事件报告管理方面培训的资料。

评价方式方法：

现场查看设施设备、人员名单及相关培训材料。

**【C-2】按照有关法律法规要求,开展传染病及突发公共卫生事件报告和处理工作。**

要求：

传染病及突发公共卫生事件报告和处理工作内容包括:传染病和突发公共卫生事件

风险管理,发现、登记、相关信息报告,传染病和突发公共卫生事件的处理。

**支持性材料：**

1. 传染病及突发公共卫生事件方面的相关培训资料。

2. 传染病及突发公共卫生事件应急演练资料。

3. 传染病报告自查记录。

4. 传染病月或季分析报告。

5. 风险评估报告。

6. 传染病登记与报告材料。

7. 传染病疫情个案处理材料等。

（以上根据实际工作情况进行选择和添加。）

**评价方式方法：**

现场查看传染病与突发公共卫生事件报告和处理的相关资料。

**【C-3】建立健全传染病和突发公共卫生事件报告管理制度,制定突发公共卫生事件应急预案。**

**要求：**

按照《中华人民共和国传染病防治法》《突发公共卫生事件应急条例》《国家突发公共卫生事件应急预案》等法律法规要求,建立健全传染病和突发公共卫生事件报告管理制度,制定突发公共卫生事件应急预案。

**支持性材料：**

1. 传染病报告管理制度。

2. 突发公共卫生事件报告管理制度。

3. 突发公共卫生事件应急预案。

**评价方式方法：**

现场查看传染病与突发公共卫生事件报告管理制度和突发公共卫生事件应急预案。

**【B-1】传染病疫情报告率、传染病疫情报告及时率达95%以上。**

**要求：**

传染病疫情报告率、传染病疫情报告及时率目标要求依据评审年度国家或地方的目标任务要求。

**支持性材料：**

1. 法定传染病登记本、门诊日志、影像科阳性记录、检验科阳性记录等。

2. 网报卡片。

3. 公卫报表。

4. 当地卫生健康行政部门或专业公共卫生机构核查资料。

**评价方式方法：**

现场查看传染病与突发公共卫生事件报告和处理报表及相关资料、当地卫生健康行政部门或专业公共卫生机构抽样核查资料。

**【B-2】突发公共卫生事件信息报告率达到95%以上。**

**要求：**

突发公共卫生事件信息报告率目标要求依据评审年度国家或地方的目标任务要求。

**支持性材料：**

1. 突发公共卫生事件信息报告卡。

2. 网报突发公共卫生事件信息。

**评价方式方法：**

现场查看传染病疫情和突发公共卫生事件报告报表及相关资料、当地卫生健康行政部门或专业公共卫生机构核查资料。

**【A-1】传染病疫情报告率、传染病疫情报告及时率达100%。**

**要求：**

同【B-1】。传染病疫情报告率、传染病疫情报告及时率要求为100%。

**支持性材料：**

1. 法定传染病登记本、门诊日志、影像科阳性记录、检验科阳性记录等。

2. 网报卡片。

3. 公卫报表。

4. 卫生健康行政部门或专业公共卫生机构核查资料。

**评价方式方法：**

查阅相关资料。

**【A-2】突发公共卫生事件信息报告率达到100%。**

**要求：**

同【B-2】。突发公共卫生事件信息报告率要求为100%。

**支持性材料：**

1. 突发公共卫生事件信息报告卡。

2. 网报突发公共卫生事件信息。

**评价方式方法：**

查阅相关资料。

2.2.3.13　卫生计生监督协管

**【C-1】按照规范要求，具备开展服务的设施、设备和人员条件。**

**要求：**

配备开展卫生监督协管工作的电话、电脑、网络设备与必要的交通工具，并运行正常。配备专(兼)职人员负责卫生计生监督协管服务工作，明确责任分工，并接受相关培训。

**支持性材料：**

1. 设施、设备清单。

2. 卫生计生协管员名单。

3. 接受培训的资料。

评价方式方法：

现场查看设施、设备、人员名单及相关培训材料。

## 【C-2】规范开展辖区内卫生计生监督协管服务。

要求：

开展辖区内卫生计生监督协管服务内容包括：食源性疾病及相关信息报告，饮用水卫生安全巡查，学校卫生服务，非法行医和非法采供血信息报告，计划生育相关信息报告。

支持性材料：

1. 卫生计生监督协管工作方案。
2. 相关工作制度、工作职责、工作流程图等。
3. 卫生计生监督协管巡查登记表（注："三版规范"中的）。
4. 各类现场巡查记录表（注：区卫监所设计的）。
5. 卫生计生监督协管工作计划。
6. 卫生计生监督协管工作总结。

评价方式方法：

现场查看卫生监督协管工作资料。

## 【B-1】实行卫生计生监督协管信息零报告制度。

要求：

按时上报卫生计生监督协管信息，实行零报告制度。

支持性材料：

卫生计生监督协管信息报告登记表（注："三版规范"中的）。

评价方式方法：

现场查看卫生计生监督协管报告资料。

## 【B-2】卫生计生监督协管信息报告率达到95%以上。

要求：

卫生监督协管信息报告率目标要求依据评审年度国家或地方的任务目标要求。

支持性材料：

1. 区卫监所提供的线索或事件统计表或基本公卫报表。
2. 卫生计生监督协管信息报告登记表。
3. 卫生健康行政部门或专业公共卫生机构核查资料。

评价方式方法：

现场查看监督协管工作资料、当地卫生健康行政部门或专业公共卫生机构核查资料。

## 【A】辖区内连续三年以上无食源性疾病、饮用水卫生安全、学校卫生、非法行医和非法采供血等不良事件。

要求：

辖区内近三年不得发生食源性疾病、饮用水卫生安全、学校卫生、非法行医和非法采供血等不良事件。

支持性材料：

当地卫生健康行政部门或卫生监督机构出具的连续三年以上无卫生计生监督不良事

件证明材料。

**评价方式方法：**

查阅相关资料。

2.2.3.14 重大公共卫生项目

**【C-1】按照当地卫生计生行政部门要求，开展或协助开展重大公共卫生项目服务。**

**要求：**

根据当地卫生健康行政部门重大公共卫生服务项目方案，按照项目要求开展或协助开展重大公共卫生项目服务。

**支持性材料：**

1. 当地卫生健康行政部门重大公共卫生服务项目方案。

2. 根据当地卫生健康行政部门重大公共卫生服务项目方案制定的本中心重大公共卫生服务项目实施方案。

**评价方式方法：**

现场查看重大公共卫生服务项目相关资料。

**【C-2】具备开展相关重大公共卫生项目的设施、设备和人员条件。**

**要求：**

根据当地卫生健康行政部门要求，配备当地开展重大公共卫生服务项目相应的设施、设备。配备专(兼)职人员负责重大公共卫生项目工作，工作人员接受过专业公共卫生机构和医院的相关专业培训。

**支持性材料：**

1. 设施、设备清单。

2. 从事重大公共卫生项目人员名单。

3. 接受上级部门培训的资料(上级主管部门或者业务指导部门组织的培训)。

4. 开展院内重大公共卫生项目培训的资料。

**评价方式方法：**

现场查看设施、设备、人员名单与相关培训资料。

**【C-3】建立和相关部门的协调工作机制。**

**要求：**

为了保障项目完成，与辖区街道、公安、民政等相关部门建立协调工作机制。专业公共卫生机构、社区卫生服务中心和医院之间建立分工明确、功能互补、信息互通、资源共享的工作机制。

**支持性材料：**

1. 与辖区街道、公安、民政等相关部门建立协调工作机制。

2. 专业公共卫生机构、社区卫生服务中心和医院之间建立分工明确、功能互补、信息互通、资源共享的工作机制。

**评价方式方法：**

现场查看重大公共卫生服务项目协调工作机制相关资料。

**【B-1】服务人员熟悉掌握重大公共卫生项目实施要求与工作流程。**

**要求:**

从事重大公共卫生项目的相关服务人员熟悉项目实施要求与工作流程。

**支持性材料:**

1. 重大公共卫生项目相关资料。

2. 当地卫生健康行政部门或者专业公共卫生机构抽样核查资料。

**评价方式方法:**

现场查看重大公共卫生服务项目相关资料、评审年度当地卫生健康行政部门或专业公共卫生机构的核查资料。

**【B-2】重大公共卫生项目的进度、质量和效果完成任务目标。**

**要求:**

按时完成当地重大公共卫生项目的进度任务目标,项目服务的数量和质量达到任务目标要求。

**支持性材料:**

1. 本年度重大公共卫生项目报表(年终报表,需盖章)。

2. 本年度开展重大公共卫生项目相关档案、材料、照片。

3. 当地卫生健康行政部门或者专业公共卫生机构抽样核查资料、照片。

**评价方式方法:**

现场查看相关报表与档案资料、评审年度当地卫生健康行政部门或专业公共卫生机构的核查资料。

**【A】辖区内重大公共卫生项目针对的健康危险因素、健康问题得到明显改善。**

**要求:**

辖区内重大公共卫生项目针对的健康危险因素、健康问题得到明显改善。

**支持性材料:**

辖区内重大公共卫生项目针对的健康危险因素、健康问题的调查评估报告。

**评价方式方法:**

现场查看辖区内重大公共卫生项目针对的健康危险因素、健康问题的调查评估报告。

## 2.2.4  计划生育技术服务

### 2.2.4.1  社区卫生服务中心的计划生育技术服务

**【C-1】有育龄女性计划生育咨询服务制度与流程。**

**要求:**

制定适合本辖区育龄女性的计划生育咨询服务制度与流程。

**支持性材料:**

1. 育龄女性计划生育咨询服务制度。

2. 育龄女性计划生育咨询服务流程。

评价方式方法：

现场查看育龄女性计划生育咨询服务制度与流程的相关资料。

**【C-2】提供基本的宣教资料，放置在候诊区、诊室、流产后观察室等场所，便于观看或取阅。**

要求：

宣教资料放置在候诊区、诊室、流产观察室等场所，便于观看和取阅。宣传内容包括生殖健康科普宣传教育、避孕药具的选择及使用以及施行避孕、节育手术和输卵（精）管复通手术的护理等相关知识。

支持性材料：

1. 印刷资料。
2. 音像资料。
3. 服务记录。

评价方式方法：

现场查阅服务记录。

**【C-3】门诊及病房提供多种形式的避孕节育知识健康教育、咨询和就诊指导。**

要求：

在门诊及病房（如有）利用发放宣传资料、设置宣传栏、播放音像资料等多种形式开展避孕节育知识宣传。利用门诊及病房（如有）开展健康教育，进行避孕节育知识咨询和就诊指导。

支持性材料：

1. 讲座资料。
2. 门诊个性化健康教育资料。
3. 病房（如有）首程记录。
4. 相关健康教育印刷资料。
5. 相关健康教育音像资料。
6. 宣传栏资料。

评价方式方法：

现场查看相关资料。

**【C-4】至少有一名兼职服务人员。**

要求：

至少配备1名人员兼职负责避孕节育知识咨询服务。

支持性材料：

服务人员名单及基本情况。

评价方式方法：

现场查看人员名单。

**【B】有相对固定的咨询服务人员，并定期接受培训。**

要求：

配备的避孕节育知识咨询服务人员相对固定,并定期接受计划生育技术服务知识培训。

**支持性材料:**

1. 服务人员名单及基本情况。

2. 受训记录。

**评价方式方法:**

现场查看人员名单、相关培训记录。

**【A】提供避孕药具自助发放服务。**

**要求:**

机构内部有避孕药具自助发放机,并可正常使用。

**支持性材料:**

1. 具体人员名单。

2. 发放记录。

3. 发放设备。

**评价方式方法:**

现场查看。

2.2.4.2 乡镇卫生院的计划生育技术服务

**【C-1】有计划生育技术服务诊疗常规和操作规程,有与计划生育技术服务相关的信息登记、统计和上报制度。**

**要求:**

有与卫生院服务范围和技术条件相适应的计划生育诊疗常规和操作规程,并执行。有提供计划生育技术服务信息的登记、统计和上报制度,并遵照执行。

**支持性材料:**

1. 诊疗常规。

2. 操作规程。

3. 信息登记、统计和上报制度。

4. 工作记录。

**评价方式方法:**

现场查看诊疗常规、操作规程、制度及工作记录。

**【C-2】提供基本的宣教资料,并开展多种形式的避孕节育知识健康教育、咨询和就诊指导。**

**要求:**

在门诊及病房利用发放宣传资料、设置宣传栏、播放音像资料等多种形式开展避孕节育知识宣传。利用门诊及病房开展健康教育,进行避孕节育知识咨询和就诊指导。

**支持性材料:**

1. 健康资料发放记录。

2. 音像资料播放记录。

3. 宣传记录。

4. 咨询和就诊指导记录。

**评价方式方法：**

现场查阅服务记录。

## 【C-3】有专(兼)职人员负责统计并定期向主管部门报告，相关人员知晓本岗位的履职要求。

**要求：**

卫生院有专(兼)职负责计划生育技术服务工作的统计人员，按照信息上报的规定，定期如实向卫生健康行政管理部门或专业技术指导单位上报本卫生院相关数据。

**支持性材料：**

1. 人员名单。

2. 统计资料。

3. 上报记录。

**评价方式方法：**

现场查看相关记录，并询问相关履职要求。

## 【B-1】能够开展计划生育手术，提供咨询和随访服务。

**要求：**

有能力开展计划生育手术(包括人流和药流等)，执业许可证书、房屋和设施设备、人员资质符合相关规定；能够提供计划生育技术咨询服务和计划生育术后的随访服务。

**支持性材料：**

1. 服务人员名单及基本情况。

2. 硬件设施。

3. 工作记录。

**评价方式方法：**

现场查看资格证书、硬件设施、工作记录等。

## 【B-2】能够对手术并发症进行处理。

**要求：**

熟练掌握手术后容易产生的并发症的相关知识，具备独立或在上级医师的指导下正确处理并发症的能力。

**支持性材料：**

1. 诊疗记录。

2. 进修记录和专家指导记录。

**评价方式方法：**

现场查看诊疗记录，进行能力测试。

## 【A-1】连续三年以上无计划生育手术并发症事件。

**要求：**

连续三年以上无计划生育手术并发症事件发生。

**支持性材料：**

卫健委证明。

**评价方式方法：**

现场查看县级及以上卫生健康行政部门的证明。

**【A-2】相关职能部门履行监管职责，有定期检查，持续性改进有成效。**

**要求：**

院内相关职能部门履行监管职责，有定期检查，持续性改进并取得成效。

**支持性材料：**

1. 督导记录。
2. 自查记录。

**评价方式方法：**

现场查看检查结果、改进措施等。

# 2.3　服务效果

## 2.3.1　服务效率

提高医疗卫生运行效率、服务水平和质量，能够满足人民群众多层次、多样化的医疗卫生需求。

**【C-1】每年至少开展1次服务效率总结分析，并有记录。**

**要求：**

每年至少进行1次服务效率总结分析。服务效率总结分析内容包括：卫生院医师构成、年诊疗量、公共卫生服务量、人均服务量等分析及总结。

**上传支撑材料：**

上一年度服务效率总结分析报告。

**评价方式方法：**

现场查看服务效率总结分析报告和工作记录。

**【C-2】对提升诊疗效率有针对性措施。**

**要求：**

针对提升诊疗效率过程中存在的问题有针对性整改措施。

**上传支撑材料：**

针对服务效率存在问题的整改及提高措施。

**评价方式方法：**

现场查看相关资料。

**【B-1】医师日均担负诊疗人次不低于10人次。**

**要求：**

医师日均担负诊疗人次＝（年诊疗人次数/卫生院医师总人数）/251天。

上传支撑材料：

1. 上一年度年服务情况表。

2. 单位人员花名册。

3. 国家卫生统计报表——年末人员情况表、服务量情况表、年末床位数。

4. 财务报表含年门急诊人次、出院者占用总床位。

5. 医师日均担负诊疗人次。

评价方式方法：

现场查看机构诊疗与医师情况等相关资料。

### 【B-2】辖区居民年平均就诊人次数不低于1人次。

要求：

辖区居民年平均就诊人次数＝辖区常住居民年接受卫生院服务总人次数/辖区常住居民总人数。

上传支撑材料：

1. 上一年度年服务情况表。

2. 国家卫生统计报表中辖区常住人口数。

3. 居民年平均就诊人次数。

评价方式方法：

现场查看诊疗与辖区居民情况等相关资料。

### 【B-3】病床使用率不低于60%。

要求：

病床使用率是实际占用的总床日数与实际开放的总床日数之比。病床使用率＝过去一年内实际占用总床日数/过去一年内实际开放总床日数×100%。

上传支撑材料：

1. 上一年度实际占用总床日数。

2. 上一年度内实际开放总床日数。

3. 病床使用率。

评价方式方法：

现场查看相关资料。

### 【A-1】医师日均担负诊疗人次不低于12人次。

要求：

同【B-1】。

上传支撑材料：

1. 上一年度年服务量情况表。

2. 单位人员花名册。

3. 国家卫生统计报表——年末人员情况表、服务量情况表、年末床位数。

4. 财务报表含年门急诊人次、出院者占用总床位。

5. 医师日均担负诊疗人次。

评价方式方法：

现场查看相关资料。

【A-2】辖区居民年平均就诊人次数不低于2人次。

要求：

同【B-2】。

上传支撑材料：

1. 上一年度年服务情况表。

2. 国家卫生统计报表中辖区常住人口数。

3. 居民年平均就诊人次数。

评价方式方法：

现场查看相关资料。

【A-3】病床使用率不低于85%。

要求：

病床使用率是实际占用的总床日数与实际开放的总床日数之比。病床使用率＝过去一年内实际占用总床日数/过去一年内实际开放总床日数×100%。

上传支撑材料：

1. 上一年度实际占用总床日数。

2. 上一年度内实际开放总床日数。

3. 病床使用率。

评价方式方法：

现场查看相关资料。

## 2.3.2 满意度

群众满意是卫生行业的出发点和落脚点，是衡量基层卫生服务工作的重要标准。定期开展居民和职工满意度调查，能够从居民和职工角度获取其真实感受，促进卫生院管理者从居民和职工体验的角度不断制定标准、完善措施，促进服务质量的改善。

【C-1】定期开展居民满意度调查，包括对机构环境、服务质量、服务态度、服务项目、服务时间等的满意度。

要求：

定期开展居民（接受服务）满意度调查，内容包括对机构环境、服务质量、服务态度、服务项目、服务时间等的满意度。

上传支撑材料：

1. 居民满意度评价记录表。

2. 居民满意度调查样表。

评价方式方法：

现场查看居民满意度调查的相关资料。

【C-2】定期开展职工满意度调查,包括工作环境、绩效分配方案、工作量等。

上传支撑材料:

1. 职工满意度调查表。

2. 职工满意度调查样表。

评价方式方法:

现场查看职工满意度调查的相关资料。

【B-1】有提高职工和居民满意度的具体措施。

上传支撑材料:

1. 居民满意度调查评价分析。

2. 职工满意度调查评价分析。

评价方式方法:

现场查看满意度调查分析报告与整改措施等相关资料。

【B-2】职工满意度不低于80%。

要求:

职工满意度=评价满意的被调查职工人数/接受调查的职工总人数×100%。

上传支撑材料:

职工满意度调查报告。

评价方式方法:

现场查看满意度调查报告。

【B-3】居民满意度不低于80%。

要求:

居民满意度=评价满意的被调查患者人数/接受调查患者总人数×100%。

上传支撑材料:

居民满意度调查报告。

评价方式方法:

现场查看满意度调查报告。

【A-1】职工满意度不低于90%。

要求:

同【B-2】。

上传支撑材料:

职工满意度调查报告。

评价方式方法:

现场查看满意度调查报告。

【A-2】居民满意度不低于90%。

要求:

同【B-3】。

**上传支撑材料：**

居民满意度调查报告。

**评价方式方法：**

现场查看满意度调查报告。

# 参考文献

[1] 国务院办公厅关于推进分级诊疗制度建设的指导意见[J].中华人民共和国国务院公报,2015(27):27-31.

[2] 国务院办公厅关于推进分级诊疗制度建设的指导意见[J].中华人民共和国国务院公报,2015(27):27-31.

[3] 国务院医改办 卫生计生委 发展改革委 民政部 财政部 人力资源社会保障部 中医药局关于印发推进家庭医生签约服务指导意见的通知[J].中华人民共和国国务院公报,2016(30):67-71.

[4] 国家卫生健康委办公厅.关于做好2018年家庭医生签约服务工作的通知[EB/OL].[2018-04-06].http://www.gov.cn/xinwen/2019-04/26/content_5386470.htm.

[5] 卫生健康委 中医药局关于规范家庭医生签约服务管理的指导意见[J].中华人民共和国国务院公报,2019(04):63-67.

[6] 中国社区卫生协会.社区卫生服务质量评价指南(2016年版)[EB/OL].[2016-06-28].https://www.chs.org.cn/news/show.php?itemid=60.

[7] 国家卫生计生委关于推进医疗机构远程医疗服务的意见[J].中华人民共和国国家卫生和计划生育委员会公报,2014(08):40-42.

[8] 国务院关于印发"十三五"深化医药卫生体制改革规划的通知[J].中华人民共和国国务院公报,2017(03):66-81.

[9] 卫生健康委 中医药局关于进一步做好分级诊疗制度建设有关重点工作的通知[J].中华人民共和国国务院公报,2019(03):56-59.

[10] 卫生健康委中医药局关于印发互联网诊疗管理办法(试行)等3个文件的通知[J].中华人民共和国国务院公报,2019(02):49-58.

[11] 国务院办公厅关于推进分级诊疗制度建设的指导意见[J].中华人民共和国国务院公报,2015(27):27-31.

[12] 国务院关于建立全科医生制度的指导意见[J].宁夏回族自治区人民政府公报,2011(14):14-18.

[13] 刘茜.《中华人民共和国中医药法》全文[J].中医临床研究,2016(36):12-14.

[14] 国务院关于扶持和促进中医药事业发展的若干意见[J].中医药管理杂志,2009,17(05):381-383.

[15] 卫生部办公厅关于印发《中国口腔卫生保健工作规划(2004—2010年)》的通知[J].中华人民共和国卫生部公报,2004(04):59-61.

[16] 卫生部办公厅关于印发《口腔预防适宜技术操作规范》的通知[J].中华人民共和国卫生部公报,2009(07):40-45.

[17] 关于印发牙列缺损等口腔科10个病种临床路径的通知[EB/OL].卫办医政发.

2010. http://www. nhc. gov. cn/zwgk/wtwj/201304/e967b46ca12042d8808652
397ea60baf. shtml.

［18］ 卫生部、国家中医药管理局关于印发《城市社区卫生服务机构管理办法（试行）》的
通知［J］.中华人民共和国卫生部公报,2006(07):9-12.

［19］ 全国卫生专业技术资格考试专家委员会.康复技术与治疗技术［M］.北京:人民卫
生出版社,2017.

［20］ 李晓捷.实用小儿脑性瘫痪康复治疗技术［M］.北京:人民卫生出版社,2017.

［21］ 纪树荣.运动疗法技术学［M］.北京:华夏出版社,2011.

［22］ 卫生部关于印发《医疗机构临床实验室管理办法》的通知［J］.中华人民共和国卫生
部公报,2006(03):56-59.

［23］ 中华人民共和国国家卫生和计划生育委员会.社区卫生服务中心站建设标准(建
标163-2013)［M］.北京:中国计划出版社,2013.

［24］ 放射诊治管理规定.卫生部令第46号.2016. http://www. nhc. gov. cn/fzs/
s3576/201808/5298f18dcce94581a564a704244fcfe2. shtml.

［25］ 国家卫生健康委.国家基本公共卫生服务规范(第三版)［EB/OL］.［2017-3-28］.
http://www. nhc. gov. cn/cms-search/xxgk/getManuscriptXxgk. htm? id
=d20c37e23e1f4c7db7b8e25f34473e1b.

［26］ 关于做好2018年国家基本公共卫生服务项目工作的通知［J］.中华人民共和国国
家卫生健康委员会公报,2018(06):22-24.

［27］ 国家卫生健康委员会.2018年国家基本公共卫生服务项目绩效考核工作手册
［EB/OL］.［2018-10-12］. http://wjw. xinjiang. gov. cn/hfpc/jcggws/201810/
dd9bc47680864c7f94543879c6e90531. shtml.

［28］ 中国公民健康素养——基本知识与技能(2015年版)［J］.血管与腔内血管外科杂
志,2016,2(01):97-99.

［29］ 国家卫生计生委办公厅关于印发预防接种工作规范(2016年版)的通知［J］.中华
人民共和国国家卫生和计划生育委员会公报,2016(12):50-113.

［30］ 疫苗流通和预防接种管理条例［N］.法制日报,2016-04-26(007).

［31］ 全国疑似预防接种异常反应监测方案［J］.中国疫苗和免疫,2011,17(01):72-81.

［32］ 中华人民共和国母婴保健法实施办法［J］.中华人民共和国国务院公报,2001(24):
9-13.

［33］ 卫生健康委关于印发严重精神障碍管理治疗工作规范(2018年版)的通知［J］.中
华人民共和国国务院公报,2018(31):76-90.

［34］ 卫生部关于印发《结核病预防控制工作规范》的通知［J］.中华人民共和国卫生部公
报,2007(12):6-23.

［35］ 《结核病防治管理办法》(卫生部令第92号)［J］.首都公共卫生,2013,7
(03):97-101.

［36］ 中华人民共和国传染病防治法［EB/OL］.中华人民共和国主席令.1989. https://
baijiahao. baidu. com/s? id=1657056450235822254&wfr=spider&for=pc.

［37］ 突发公共卫生事件应急条例［J］.福建省人民政府公报,2003(23):39-46.

［38］ 国务院发布《国家突发公共事件总体应急预案》［J］. 中国安全生产科学技术,2006 (01):68.

［39］ 卫生部关于做好卫生监督协管服务工作的指导意见［J］. 中华人民共和国卫生部公报,2011(11):9-11.

［40］ 计划生育技术服务管理条例［J］. 湖北省人民政府公报,2005(06):40-44.

# 3　业务管理

说明:在每个子条款(如3.1.1)的工作概况里,简要介绍本条款C、B、A标准要求的完成情况,并注明本条款的达标情况(是达A标准或达C标准,或达B标准)。

## 3.1　执业与诊疗规范管理

### 3.1.1　执业管理

规范医疗服务行为,加强专业技术人员执业资格管理,在执业活动中严格遵守有关法律法规,认真实施各项技术规范,建立并执行机构业务管理的核心制度,使各项服务活动更加规范有序地运行,对进一步提高服务质量、保障医疗安全、减少医疗差错和医疗事故等具有重要的作用。

**【C-1】执行医疗技术准入及监督管理相关制度。**

**要求:**

严格执行与诊疗规范、医疗质量与安全、患者安全、护理管理、医院感染、放射防护、公共卫生等执业相关的法律法规和诊疗规范、操作规程,建立健全并落实各项业务管理制度。机构必须按照核准登记的诊疗科目开展诊疗活动。

**上传支撑材料:**

1. 机构医疗执业许可证照片,展示"诊疗科目范围"等项目。
2. 医疗技术准入及监督相关制度和规范目录或封面。
3. 卫生服务中心(站)开展科室目录。

**现场评价:**

现场查看相关制度落实情况、是否按照核准登记的诊疗科目开展诊疗活动。

**【C-2】执行卫生技术人员执业资格审核与执业准入相关规定。**

**要求:**

不得使用非卫生技术人员从事医疗卫生技术工作,未取得执业资质的卫生技术人员不得执业。卫生技术人员严格遵守有关法律、法规和医疗技术规范,不得超范围执业。机构外聘专家应依法办理执业机构备案或执业地点变更手续。

上传支撑材料：

1. 卫生技术人员名册，包含姓名、专业、所在科室、执业范围等信息。

2. 卫生技术人员执业资格证，展示执业项目、执业地点。

现场评价：

现场查看检查报告、门诊处方及医嘱，与医务科备案情况进行核对。

**【B-1】在机构醒目位置公布诊疗科目、诊疗时间和收费标准，接受社会与公众监督。**

要求：

在醒目位置及时向社会公众、服务对象公开基本医疗服务内容、服务项目、服务价格、服务时间、服务变更等内容，并接受社会和公众监督。

上传支撑材料：

1. 诊疗科目、时间一览表及公示信息。

2. 药品、检验检查、治疗等医疗费用一览表及公示信息。

现场评价：

现场查看公示情况。

**【B-2】职能科室对全院卫生技术人员执业监管有记录。**

要求：

职能科室对机构卫生技术人员有健全的档案，包括学历证书、执业资格及注册证书、手术医师分级授权、高风险诊疗技术操作资格授权、专科（业）培训证、进修学习记录等。定期检查执业资质和所授权限是否相符、特殊岗位是否具备相应的专业培训证书，并有相关记录。

上传支撑材料：

1. 卫生技术人员名册，包含姓名、学历、专业、所在科室、执业范围、职称等信息。

2. 卫计人员档案，除一般信息外，应动态记录职称、学历、进修学习等方面的变化。

现场评价：

现场查看档案等相关记录。

**【A-1】对科室诊疗活动进行全程管理，发现问题，及时整改。**

要求：

对科室诊疗活动进行全程管理，至少每季度进行一次医疗质量检查、分析、反馈、持续改进。医务科或医疗质量与安全管理委员会，根据本院实际情况，每季度或每月邀请各临床科室科主任或高级职称人员对本院各临床科室进行检查、总结、反馈，下达整改意见。科室提出改进措施，以书面形式留医务科备案保存。下次检查时要回顾上次存在的问题改进情况，以达到质量管理的持续改进。

上传支撑材料：

一年4个季度医疗质量与安全管理委员会记录，包括医疗质量检查结果、原因分析、反馈、持续改进。

现场评价：

现场查看质量检查工作记录、分析改进措施。

### 3.1.2 规范诊疗

科学地规范医务人员的临床技术操作,是推动医疗卫生技术建设的前提,是新形势下提高医疗质量、确保医疗安全、防范医疗风险的重要举措。

**【C-1】社区卫生服务中心及其医务人员应当遵循临床诊疗指南、临床技术操作规范、行业标准和临床路径等有关要求开展诊疗工作。**

**要求:**

机构医务人员应熟悉岗位相关指南、规范、标准、路径等,并遵循有关要求开展诊疗工作。

**上传支撑材料:**

各科室指南、规范(一览表或目录)。

**现场评价:**

现场测试医务人员对指南规范的掌握程度。

**【C-2】定期对医务人员进行培训、考核,知识更新及时。**

**要求:**

机构对医务人员进行定期培训考核,使医务人员及时更新、掌握并严格遵循本专业岗位相关规范和指南开展医疗工作。医务科及科教科,按规定每季度(至少每半年)对临床、医技、护理人员进行理论及操作培训,培训结束后进行三基考试,对优秀人员进行奖励,对不达标人员进行处罚。

**上传支撑材料:**

1. 上一年度培训计划(至少每季度一次)。
2. 每次培训、考核的通知、签到、培训照片、考核、小结的内容。

**现场评价:**

现场查看培训和考核记录。

**【B-1】设立专门职能科室,专(兼)职人员负责管理和考核。**

**要求:**

设立专门职能科室、专(兼)职人员负责机构规范诊疗的管理和考核工作,必须有健全的诊疗规范管理体系,有持续改进的核心制度并能够落实。

**上传支撑材料:**

1. 医疗质量管理委员会成员组成(以红头文件形式)。
2. 医务科工作制度、医务科各级成员职责分工。
3. 诊疗规范质量管理方案。

**现场评价:**

查看职能科室设立文件、制度职责和考核记录等。

**【B-2】根据医学发展和本院实际,及时补充完善诊疗规范。**

**要求:**

根据医学发展和本机构工作特色、特点及时补充完善诊疗规范,形成符合本机构实际的诊疗规范,确保规范实施。

**上传支撑材料:**

本机构需要修订的诊疗规范,显示修改内容并说明原因。

**现场评价:**

现场查看机构诊疗规范及执行情况。

**【A-1】相关职能部门履行监管职责,定期评价、分析和反馈,持续改进。**

**要求:**

相关职能部门对规范诊疗进行监管,至少每季度进行一次检查、分析、反馈、持续改进。医务科或医疗质量与安全管理委员会,根据本院实际情况,每季度或每月邀请各临床科室科主任或高级职称人员对本院各临床科室进行检查、总结、反馈,下达整改意见。科室提出改进措施,以书面形式留医务科备案保存。下次检查时要回顾上次存在的问题改进情况,以达到质量管理的持续改进。

**上传支撑材料:**

上传职能部门一年 4 个季度监管考核记录,包括检查结果、原因分析、反馈及持续改进等方面。

**现场评价:**

现场查看监管工作记录、分析结果、改进措施等。

# 3.2 医疗质量与安全

## 3.2.1 医疗质量管理体系和制度建设

工作概况及达标情况:达 A 标准(或达 C 标准,或达 B 标准)。

C 标准:本社区卫生服务中心/乡镇卫生院,有健全的医疗质量管理委员会组织,中心主任是第一负责人。有适合本单位的各个质量管理小组,比如医疗质量管理组、护理质量管理组、药事管理组、院感管理组等,组织结构合理。院级质量管理组织有红头文件并盖章。本单位有科级质量管理小组,科主任为第一责任人,小组成员职责分工明确。各科室均有符合科室特点的医疗质量与安全管理制度、管理计划,以及按照计划进行的工作记录。

B 标准:职能部门至少每季度一次对各科室医疗质量管理与安全指标进行收集和分析,书写分析报告;职能部门至少每季度一次对各科室医疗质量管理与安全进行督导、检查、总结、反馈,提出改进措施并检查改进落实情况。

A 标准:职能部门至少每季度一次对各科室医疗质量管理工作进行考核,用数据变化表明持续性改进有成效,在绩效分配上得到体现。

### 3.2.1.1 医疗质量管理体系

**【C-1】成立医疗质量管理组织,有社区卫生服务中心医疗质量管理组织架构,中心主任是第一责任人。**

要求:

1. 成立医疗质量管理委员会,负责人为中心主任,成员有分管副主任、医务科、护理部、院感管理等职能部门负责人以及各临床和辅助科室主任、护士长等。

2. 在医疗质量管理委员会框架内成立适合本单位的质量管理小组,包括医疗质量管理组、护理质量管理组、药事管理组、院感管理组等,形成完整合理的医疗质量管理组织结构图。

3. 各管理组织红头文件应有文号、日期,并盖章,组长姓名后面需注明职务,组员姓名后面需注明所在科室职务,管理组织职责以附件形式呈现。

上传支撑材料:

1. 医疗质量管理委员会组织及职责。

2. 各医疗质量管理小组组织及职责。

以上材料均为红头文件并盖章。

现场评价:

提供原件,现场查看文件。

**【C-2】有科室质量与安全管理小组,科主任为第一责任人。**

要求:

各科室成立科室医疗质量与安全管理小组,可不发红头文件,科主任为组长,相关成员为组员,姓名后面注明职务或职称,并明确各自质量管理分工内容。

上传支撑材料:

中心所设置科室的医疗质量与安全管理小组文件,按照要求上传。

现场评价:

提供各科室医疗质量与安全管理小组文件,各成员熟知自己的管理职责。

**【C-3】有科室质量与安全管理制度、工作计划和工作记录。**

要求:

各科室医疗质量与安全管理小组有适合自己的管理制度,年初有相关工作计划,有根据工作计划开展工作的记录,内容包括工作主题、现存问题及原因分析、整改措施、结果反馈。

上传支撑材料:

1. 各科室医疗质量与安全管理制度。

2. 各科室医疗质量与安全管理小组年度工作计划。

3. 各科室医疗质量与安全管理小组工作记录。

现场评价:

查看相关文档资料。

**【B-1】对科室医疗质量与安全指标进行资料收集和分析。**

要求:

1. 不同科室或部门有不同的科室医疗质量与安全指标,要适合自己中心特点。指标可包括疾病诊断、处方和病历质量、合理使用抗菌药物和激素、合理输血、手术分级和围手术期管理、手术并发症、麻醉操作、医院感染、急危重症管理、医疗护理缺陷与纠纷等,并用数据进行详细量化。

2. 围绕安全指标,职能部门至少每季度一次对科室进行资料收集,并加以分析,整理成档。职能部门可以是医疗质量管理委员会、医务科、护理部等。

**上传支撑材料:**

1. 本中心各科室医疗质量与安全合理性指标。

2. 上季度职能部门对各科室医疗质量与安全指标资料收集和分析记录,形成报告。

**现场评价:**

查看各科室医疗质量与安全合理性指标文档和上季度职能部门检查分析报告。

**【B-2】对科室医疗质量与安全进行定期检查,提出改进措施并落实。**

**要求:**

中心职能部门至少每季度一次对各科室医疗质量与安全进行督导、检查、总结、反馈,提出整改措施并落实。

**上传支撑材料:**

上季度职能部门对各科室进行医疗质量与安全检查的记录,包含存在的问题、问题产生原因的分析、整改措施、对上次发现的问题提出整改后的落实改进情况。

**现场评价:**

查看相关文档资料。

**【A】职能部门对质量管理工作进行定期考核,持续改进医疗质量管理水平,数据分析质控有成效。**

**要求:**

职能部门每季度一次对各科室管理小组的医疗质量管理工作进行考核,不同科室用各自的指标进行量化考核,用数据分析持续改进情况,考核结果与绩效分配挂钩,在财务科绩效二次分配有体现。

**上传支撑材料:**

1. 一年4个季度职能部门对各科室管理小组的医疗质量管理工作进行考核的记录。其中,用数据变化表明医疗质量持续改进有成效。

2. 医疗质量提高显著在绩效分配中的体现,提供职能部门奖励性绩效文件。

**现场评价:**

查看相关资料文档。

3.2.1.2 医疗质量管理制度

C标准:本社区卫生服务中心/乡镇卫生院,有完善的质量管理规章制度和医疗质量安全核心制度,结合本单位特点有医疗质量与医疗安全持续改进制度,有考核标准和质量指标。建立了院、科两级医疗质量管理体系和管理流程,并有院、科两级的医疗质量规章制度培训计划且能够落实。

B标准:医疗质量管理制度与本单位所开展诊疗服务项目相一致,能覆盖所有的诊疗活动。定期多种渠道进行医疗质量结果汇报,留有记录。

A标准:根据国家或行业相关法律法规更新的情况,结合本单位医疗质量管理过程中发现的问题及时修订医疗质量管理制度,有新、旧制度的对比。对医疗质量管理制度落实情况有监督、调查分析、总结、改进、效果评价等,能用数据证实医疗质量明显改进。

## 【C-1】有完善的质量管理规章制度,并有明确的核心制度。

**要求:**

根据本单位实际情况,制定医疗质量管理规章制度和医疗质量核心制度。核心制度可包括:首诊负责制度、三级查房制度、会诊制度、分级护理制度、值班和交接班制度、疑难病例讨论制度、急危重患者抢救制度、术前讨论制度、死亡病例讨论制度、查对制度、手术安全核查制度、手术分级管理制度、新技术和新项目准入制度、危急值报告制度、病历管理制度、抗菌药物分级管理制度、临床用血审核制度、信息安全管理制度。

**上传支撑材料:**

1. 本单位的医疗质量管理制度。

2. 符合本单位实际情况的医疗质量安全核心制度。

**现场评价:**

查看相关文档资料。

## 【C-2】有持续改进实施方案及配套制度、考核标准和质量指标。

**要求:**

有本单位的医疗质量与安全持续改进实施方案,以及配套制度、考核标准和质量指标。

**上传支撑材料:**

1. 本单位《医疗质量与安全持续改进实施方案》。

2. 本单位《医疗质量管理与考核细则》。

3. 各科室医疗质量考核标准和指标,包括门诊、住院、护理、药剂科、功能科室等本单位设置科室。

**现场评价:**

查看相关文档资料。

## 【C-3】有医疗质量管理的考核体系和管理流程。

**要求:**

建立本单位院、科两级医疗质量考核体系,制定相应的管理流程。

**上传支撑材料:**

1. 医疗质量管理考核体系,涵盖院、科两级。

2. 医疗质量管理考核流程图。

**现场评价:**

查看相关文档资料。

## 【C-4】有机构及科室的相关培训制度,医务人员掌握并遵循本岗位相关制度。

**要求:**

本单位及科室开展医疗质量管理规章制度培训学习,医务人员熟知各自科室和岗位相关的医疗质量管理制度。

上传支撑材料：

1. 医疗质量与安全培训制度。

2. 单位开展医疗质量管理规章制度培训的相关资料，包括培训通知、培训课件、签到表、培训场景照片。

3. 科室开展医疗质量管理规章制度培训的相关资料，包括培训通知、培训课件、签到表、培训场景照片。

现场评价：

查看相关文档资料并进行现场测试。

**【B-1】各项医疗质量管理制度，重点是核心制度，能覆盖机构医疗全过程。**

要求：

有完备的医疗管理制度，与诊疗服务相一致，覆盖诊疗全过程。

上传支撑材料：

1. 本单位所有的医疗质量管理制度，尤其是核心制度。

2. 诊疗服务案例，相关制度覆盖诊疗全过程。

现场评价：

现场访谈、查看相关文档资料和诊疗服务记录。

**【B-2】利用多种形式对医疗质量控制的结果及成效进行反馈通报。**

要求：

针对医疗质量的结果和成效，机构采用多种形式对结果进行通报，如中心内信息网络通报、会议、座谈等。

上传支撑材料：

1. 中心内信息网络通报医疗质量的结果和成效。

2. 医疗质量委员会通报医疗质量的结果和成效。

3. 科主任座谈会通报医疗质量的结果和成效。

现场评价：

查看相关文档资料。

**【A-1】定期修订和及时更新制度。**

要求：

根据相关法律法规、标准规范等更新情况，结合本单位医疗质量管理过程中发现的问题及时修订医疗质量管理制度。

上传支撑材料：

旧版医疗质量管理制度和修改后的新版医疗质量管理制度，修改处作标注、对比。

现场评价：

查看文档资料。

**【A-2】对方案执行、制度落实等有效监督、检查分析、总结、反馈及改进措施，医疗质量持续改进效果明显。**

要求：

对医疗质量持续改进方案执行情况和医疗质量管理制度落实情况,每季度至少进行一次检查、总结、反馈、提出改进措施、效果评价,数据表明医疗质量持续改进。

**上传支撑材料:**

医疗质量管理委员会最近一次对本单位医疗质量检查情况分析报告。

**现场评价:**

查看文档资料。

## 3.2.2 加强医疗质量管理制度落实

### 3.2.2.1 "三基"培训与考核

C标准:本社区卫生服务中心/乡镇卫生院,有完善的"三基"培训及考核制度,不同专业、不同岗位、不同层次卫生技术人员有相对应的要求。有"三基"培训及考核计划,有培训场地、设施,有经费保障。

B标准:"三基"培训及考核计划能落实,有指定部门或专人负责,在岗人员培训覆盖率≥90%。

A标准:"三基"培训考核合格率≥90%。

**【C-1】有各专业、各岗位的"三基"培训及考核制度。**

**要求:**

根据本单位各专业各岗位设置"三基"培训考核组织机构以及相配套的考核制度。

**上传支撑材料:**

1. 负责"三基"培训考核的组织机构。

2. "三基"培训考核制度。

**现场评价:**

查看制度文件。

**【C-2】有针对不同专业卫生技术人员的"三基"培训内容、要求、重点和培训计划。**

**要求:**

结合本单位实际情况,为不同专业、不同职称设置不同的"三基"培训计划,内容包括基础知识、基础理论、基本技能,能体现出不同层次的差别和侧重点。

**上传支撑材料:**

各专业按照初级、中级、高级职称制定本专业的"三基"培训与考核计划。

**现场评价:**

查看相关文档资料。

**【C-3】有与培训相适宜的培训设施、设备及经费保障。**

**要求:**

本单位要有适合开展"三基"培训的场地、设施、设备、电脑、投影仪、医用模拟人等,并有开展"三基"培训与考核的经费保障。

上传支撑材料：

1. 最近几次有代表性的开展"三基"培训现场照片,照片可反映培训场地情况、电脑、投影仪或医用模拟人、包扎固定、清创缝合等。

2. 为了开展"三基"培训及考核购置的相关设施、设备发票等凭证,或明确的采购计划。

现场评价：

现场查看台账资料和设施、设备。

**【B-1】落实培训及考核计划,在岗人员参加"三基"培训覆盖率≥90%。**

要求：

有全年的"三基"培训计划和考核计划,计划能落实到位,内容涵盖培训通知、培训课件、培训场景照片、培训签到表,在岗人员参与培训覆盖率≥90%。

上传支撑材料：

一年4个季度"三基"培训通知、培训课件、培训场景照片、培训签到表。

现场评价：

查看相关文档材料。

**【B-2】有指定专人或专职人员负责实施。**

要求：

各单位结合自身情况设定专门部门或专职人员负责"三基"培训的组织实施工作,比如医务科负责。

上传支撑材料：

负责"三基"培训的人员岗位职责、具体组织实施方案、考核方案、奖惩制度以及相关经费使用计划。

现场评价：

查看文档资料。

**【A】在岗人员参加"三基"考核合格率≥90%。**

要求：

在岗人员参加"三基"培训及考核签到表,有考核试卷或技能操作照片,有考核成绩表,并根据考核结果给予相应的奖励或处罚。

上传支撑材料：

最近一次"三基"考核现场照片,考核试卷或技能操作照片,考核成绩表,并有根据考核结果给予的相应的奖励或处罚通知。

现场评价：

查看相关文档资料。

3.2.2.2 住院诊疗质量管理★

C标准:适用于有住院诊疗服务的社区卫生服务中心/乡镇卫生院。科主任是住院诊疗活动医疗质量管理第一责任人,科室医疗质量实行分级管理。本科室有岗位职责,制度上墙。本科室常见病有诊疗规范及操作技能规范。

B标准:有院、科两级的医疗质量监督管理组织,每季度一次医疗质量检查报告,涵盖检查、分析、总结、改进、效果评价。

A 标准：能应用质量管理工具对科室医疗质量进行管理，有案例或数据表明医疗质量有持续改进。

**【C-1】住院诊疗活动的医疗质量管理是在科主任领导下完成，实行分级管理。**

**要求：**

根据本单位实际开展住院科室情况，制定本科室的医疗质量管理制度。成立质量管理小组，科主任为第一负责人，小组各成员实行分级管理。

**上传支撑材料：**

1. 本科室医疗质量管理制度。

2. 本科室医疗质量分级管理具体内容。

**现场评价：**

查看文档资料。

**【C-2】对卫生技术人员有明确的岗位职责与技能要求。**

**要求：**

本科室各级各类技术人员有明确的岗位职责。科室人员知晓本岗位职责并能够执行。本科室常见病有诊疗规范和操作技能规范。

**上传支撑材料：**

1. 本科室各级各类技术人员岗位职责，并上墙。

2. 本科室常见病的诊疗规范和操作技能规范。

**现场评价：**

查看相关文档资料。

**【B】有院、科两级的质量监督管理，对存在问题及时反馈。**

**要求：**

有中心、科室两级质量监督管理组织，至少每季度一次督导、检查、总结、反馈。

**上传支撑材料：**

1. 一年 4 个季度科室住院诊疗质量的督导、检查、总结、反馈。

2. 一年 4 个季度中心对科室的诊疗质量的督导、检查、总结、反馈。

**现场评价：**

查看文档资料。

**【A】持续改进住院诊疗质量，确保医疗质量与安全。**

**要求：**

应用质量管理工具（例如 PDCA）对住院诊疗质量进行管理，案例或数据表明医疗质量持续改进。

**上传支撑材料：**

1. 医疗质量持续改进实施方案。

2. 质量管理工具在医疗质量持续改进中的落实措施及实际应用情况。

3. 通过案例或数据分析证实应用质量管理工具后医疗质量得到改进。

**现场评价：**

查看文档资料。

3.2.2.3 首诊负责制度

**要求：**

C标准：本社区卫生服务中心/乡镇卫生院，有适合自己的首诊负责制和首诊处理流程，有规范合理的转科、转院程序和流程。

B标准：各科医务人员知晓和掌握首诊负责制度和处理流程，可通过培训及考核提高掌握程度，并能将其落实到日常工作中去。

A标准：职能部门每季度一次对首诊负责制落实情况进行督查、分析、总结、反馈、改进并有效果评价。

**【C-1】建立首诊负责制度，有首诊处理流程。**

**要求：**

根据《关于印发医疗质量安全核心制度要点的通知》(国卫医发〔2018〕(8号)的要求，制定适合本单位的首诊负责制，以及首诊负责处理流程图。

**上传支撑材料：**

1. 本单位的首诊负责制度。

2. 本单位的首诊负责处理流程图。

**现场评价：**

查看文档资料。

**【C-2】制定转科、转院程序和流程。**

**要求：**

制定符合本单位实际情况的转科、转院程序以及流程。

**上传支撑材料：**

1. 转科流程图。

2. 转院流程图。

3. 转科转出和转入记录，转院转出记录。

**现场评价：**

查看文档资料。

**【B-1】各科医务人员应知晓和掌握首诊负责制度和处理流程。**

**要求：**

各科医务人员熟练掌握首诊负责制的内容和处理流程。

**上传支撑材料：**

首诊负责制专项学习和考核试卷。

**现场评价：**

查看文档资料和现场访谈。

**【B-2】首诊负责制在日常工作中得到完全落实。**

**要求：**

首诊医师在诊疗过程中负责患者全程诊疗。

**上传支撑材料：**

提供典型的首诊医师接诊后转科的病案资料和记录。

**现场评价：**

查看文档资料。

**【A】职能部门履行监管职责，对落实情况有评价，持续改进。**

**要求：**

职能部门至少每季度一次对相关科室首诊负责制执行情况进行督导、检查、总结、反馈，持续改进。

**上传支撑材料：**

一年4个季度的首诊负责制督查分析报告，并有持续改进措施及效果评价。

**现场评价：**

查看督查报告。

### 3.2.2.4  医疗文书书写管理

C标准：本社区卫生服务中心/乡镇卫生院，有本单位的医疗文书书写制度，涵盖病历、门诊日志、处方、各种申请单、检查报告单、居民健康档案等。对医务人员进行医疗文书书写制度的培训并考核，提高医务人员的掌握程度。平时诊疗工作中的医疗文书符合《病历质量评价标准》和《医院处方点评管理规范（试行）》（卫医管发〔2010〕28号）、《国家基本公共卫生服务规范》的要求。

B标准：每年至少开展一次病历展评，有评价结果、分析、反馈、改进，并有效果评价，根据展评结果组织医师技能考核。

A标准：医疗文书书写合格率≥90%。

**【C-1】有医疗文书书写相关的管理制度。**

**要求：**

根据《病历书写基本规范》《电子病历基本规范（试行）》《国家基本公共卫生服务规范》等相关要求，建立本单位医疗文书书写管理制度，内容涵盖病历、门诊日志、处方、各种申请单、检查报告单、居民健康档案等。

**上传支撑材料：**

1. 本单位的《病历书写基本规范》。

2. 本单位的《电子病历书写基本规范》。

3. 本单位的《基本公共卫生服务规范》。

4. 本单位的《医疗文书书写管理制度》《处方点评管理规范》。

**现场评价：**

查看相关文档资料，现场抽查医疗文书书写情况。

**【C-2】医务人员知晓病历书写基本规范管理制度。**

**要求：**

医务人员熟知并执行病历书写基本规范管理制度。

上传支撑材料：

1. 全体医务人员有关病历书写基本规范管理制度的培训通知、培训照片、考核试卷、考核成绩。

2. 制定本单位的考核方案，并根据考核结果与绩效分配挂钩予以奖励或处罚。

**现场评价：**

查看相关资料并现场测试。

**【C-3】医疗文书书写符合《病历书写基本规范》《处方管理办法》等相关规定。**

**要求：**

按照《病历书写基本规范》《电子病历基本规范（试行）》《处方管理办法》等要求书写医疗文书，达到《病历质量评价标准》和《医院处方点评管理规范（试行）》（卫医管发〔2010〕28号）的要求。

**上传支撑材料：**

1.《病历质量评价标准》《医院处方点评管理规范（试行）》（卫医管发〔2010〕28号）。

2. 有代表性的、符合规范的门诊病历、住院病历、门诊日志、处方、各种申请单、检查报告单各一份。

**现场评价：**

查看相关规定和医疗文书。

**【C-4】规范填写居民健康档案，符合《国家基本公共卫生服务规范》要求。**

**要求：**

按照《国家基本公共卫生服务规范》填写居民健康档案。

**上传支撑材料：**

规范填写的居民健康档案一份。

**现场评价：**

现场抽查居民健康档案。

**【B】定期开展病历展评，将病历质量评价结果用于临床医师技能考核，并有反馈。**

**要求：**

建立本单位病历展评制度，对展评结果进行分析、反馈、落实，并根据展评结果开展对应的技能考核，提高病历书写质量。

**上传支撑材料：**

1. 本单位病历展评制度。

2. 最近一次病历展评结果分析、反馈、落实整改报告。

3. 根据出现的问题开展强化医疗文书书写质量的技能考核。

**现场评价：**

查看相关文档资料。

**【A】医疗文书书写合格率≥90%。**

**要求：**

抽查合格的医疗文书/抽查的医疗文书份数≥90%。

**上传支撑材料：**

最近一季度各项医疗文书（包括病历、处方、申请单、检验报告单等）检查汇总表（合格率≥90%）。

**现场评价：**

现场抽查。

3.2.2.5　血液透析管理★

C标准：适用于有血液透析室的社区卫生服务中心/乡镇卫生院。血液透析室的布局、人员配备、设施设备均符合《血液透析室基本标准》《医疗机构血液透析室管理规范》《血液透析标准操作规程（2010版）》等要求，有血液透析室质量管理制度、规章制度、操作规范。建立血液透析不良事件应急处置预案，有定期培训和实践演练。

B标准：本单位医疗、护理、院感、设备等各职能科室每月一次对血液透析室进行监督管理，保障医疗安全，避免医院感染的发生。

A标准：职能部门每季度一次对血液透析工作进行评估、分析、总结、反馈、改进，并有效果评价。

**【C-1】符合《血液透析室基本标准》《医疗机构血液透析室管理规范》《血液透析标准操作规程（2010版）》等要求。**

**要求：**

本单位应根据《血液透析室基本标准》《医疗机构血液透析室管理规范》《血液透析标准操作规程（2010版）》等相关要求，血液透析室医师、护士和技师的配备应当达到医疗机构血液透析室基本标准的要求。血液透析室应当加强医源性感染的预防与控制工作，建立并落实相关规章制度和工作规范，科学设置工作流程，降低发生医院感染的风险。血液透析室应设有隔离透析治疗间或者独立的隔离透析治疗区，配备专门的治疗用品和相对固定的工作人员，用于对需要隔离的患者进行血液透析治疗。血液透析室应当建立严格的接诊制度，对所有初次透析的患者进行乙型肝炎病毒、丙型肝炎病毒、梅毒螺旋体、艾滋病病毒感染的相关检查，每半年复查1次。乙型肝炎病毒、丙型肝炎病毒、梅毒螺旋体及艾滋病病毒感染的患者应当分别在各自隔离透析治疗间或者隔离透析治疗区进行专机血液透析，治疗间或者治疗区、血液透析机相互不能混用。

**上传支撑材料：**

1. 《血液透析室基本标准》《医疗机构血液透析室管理规范》《血液透析标准操作规程（2010版）》、相关制度上墙的照片。

2. 血液透析室布局照片、配置人员一览表、设备设施一览表。

**现场评价：**

现场查看相关制度及布局情况。

**【C-2】建立健全血液透析不良事件应急预案，并组织实施。**

**要求：**

建立本单位血液透析不良事件应急预案。成立血液透析不良事件处置小组，各组员职责明确。有血液透析不良事件应急处置流程，并开展培训和演练，有完整记录。

上传支撑材料：

1. 血液透析不良事件应急预案。

2. 血液透析不良事件处置小组组织构成，标明各成员岗位、职称、职责。

3. 血液透析不良事件应急处置流程的培训通知、签到表、培训照片、培训课件，以及演练计划、演练脚本、演练照片、演练总结。

现场评价：

查看相关文档资料。

**【B】职能部门对血液透析室进行监督管理。**

要求：

医疗、护理、院感、设备等职能部门每月一次对血液透析室进行督查，重点是医疗质量与安全、护理质量与安全、医源性感染的预防和控制、设备的维护和安全运转情况。

上传支撑材料：

一年4个季度各职能部门对血液透析室的监督检查记录。

现场评价：

查看文档资料。

**【A】对血液透析工作开展定期评估并持续改进。**

要求：

职能部门至少每季度一次对血液透析工作进行定期评价、评估，对发现的问题进行分析，提出整改，并作出效果评价，得到持续改进。

上传支撑材料：

职能部门一年4个季度对血液透析工作的评估报告。

现场评价：

查看相关文档资料。

### 3.2.2.6　放射或医学影像管理

C标准：本社区卫生服务中心/乡镇卫生院，医疗机构执业诊疗科目许可（包含医学影像科），《放射诊疗许可证》在校验期内，工作场所符合《职业病防治法》《放射诊疗管理规定》，有《辐射安全许可证》。医学影像科诊疗项目能满足临床需要，有公示牌公示各诊疗项目并公示报告出具时间。规范书写诊断报告，有合理的审核制度和流程。

B标准：各类影像检查统一编码，实现一人一码。科室每月对诊断报告自查自评，分析、总结、改进，并进行效果评价。

A标准：医生工作站可以调阅至少1年内的所有影像结果。有对比剂过敏反应的应急预案和处置流程，并能组织培训、实践演练。对比剂不良事件有记录，反映正确处置流程。

**【C-1】通过医疗机构执业诊疗科目许可登记，取得《放射诊疗许可证》并在校验期内，工作场所符合《职业病防治法》《放射诊疗管理规定》。**

要求：

医学影像科通过医疗机构执业诊疗科目许可登记，取得《放射诊疗许可证》并在校验期内，工作场所符合《职业病防治法》《放射诊疗管理规定》。

上传支撑材料:

1. 本单位医疗机构执业许可证,诊疗科目中有医学影像科。

2. 本单位《放射诊疗许可证》(在校验期内)。

3. 本单位取得的《辐射安全许可证》。

现场评价:

查看相关许可证以及现场布局。

【C-2】提供医学影像服务项目与中心功能任务一致,能满足临床需要。

要求:

根据本地区临床诊疗需求,开设 DR、CT 等相关诊疗服务,且与本单位机构执业诊疗科目相一致。

上传支撑材料:

1. 医学影像科常规诊疗项目清单。

2. 诊疗项目对应的患者申请单、缴费发票及检查报告单。

现场评价:

现场查看。

【C-3】有明确的服务项目、时限规定并公示,普通项目当日完成检查并出具报告。

要求:

公示牌公示本单位医学影像科服务管理规定,包含服务项目、报告出具时间等。其中胸部 X 片、B 超等普通检查当日出报告。

上传支撑材料:

1. 医学影像科诊疗项目明细及收费明细公示牌。

2. DR 检查须知,包含报告出具时间。

3. CT 检查须知,包含报告出具时间。

4. B 超检查须知,包含报告出具时间。

现场评价:

现场查看公示牌及实际执行情况。

【C-4】诊断报告书写规范,审核制度与流程健全合理(如无执业医师审核报告,可开展远程影像诊断审核流程)。

要求:

1. 本单位有影像诊断报告审核制度与流程,本单位有具备资质的执业医师。

2. 如本单位无执业医师审核报告,可开展远程影像诊断。必须有相关审核流程、远程服务协议,协议中须有审核流程、回报时限、质量管控等内容。

上传支撑材料:

1. 本单位的影像诊断报告审核制度与流程。

2. 本单位具备资质的执业医师的执业证书、资格证书、职称证书。

现场评价:

现场查看。

**【B-1】各类影像检查统一编码,实现患者一人一个唯一编码管理。**

**要求:**

有 HIS 系统自动分配患者影像检查编码,信息化实现一人一个唯一编码管理。

**上传支撑材料:**

医学影像科使用软件和患者编码截屏图片。

**现场评价:**

现场查看。

**【B-2】科室每月对诊断报告质量进行检查,总结分析,落实改进措施。**

**要求:**

科内每月一次开展诊断报告自评自查,对检查发现的问题进行总结、分析、提出整改,并在下月自评自查中检查整改效果。

**上传支撑材料:**

近 3 个月科室自评自查诊断报告质量情况的分析报告。

**现场评价:**

查看文档资料和改进落实情况。

**【A-1】医生工作站可以调阅,至少可实现 1 年在线查询。**

**要求:**

医生工作站可以调阅至少 1 年内所有影像检查结果。

**上传支撑材料:**

1. 医学影像科影像存档管理制度。

2. 医生工作站 1 年前检查结果截屏。

**现场评价:**

现场调阅。

**【A-2】有针对对比剂过敏反应的培训和演练记录,并记录过敏反应的不良事件。**

**要求:**

有对比剂过敏反应的应急预案和处置流程,有针对性的培训及演练,有对比剂不良反应事件记录。

**上传支撑材料:**

1. 对比剂过敏反应的应急预案和处置流程。

2. 对比剂过敏反应应急处理培训通知、签到表、培训照片、培训课件及演练脚本、演练照片、演练总结。

3. 实际发生的对比剂不良事件记录,包含不良事件具体情况、处置流程、处置结果、分析总结、落实改进等。

**现场评价:**

查看相关文档资料。

3.2.2.7 临床检验管理

C 标准:本社区卫生服务中心/乡镇卫生院,实验室设置管理符合《医疗机构临床实验室管理办法》,有实验室安全管理制度和流程,有检验科质量控制相关制度以及实验室生物安全管理制度,相关制度上墙,能有效执行,有检验报告单书写制度,格式统一规范。

B标准:定期开展实验室安全制度与流程的培训,岗位职责制度上墙。定期开展实验室室内质控,参加室间质评,提供质评证书,对评估结果进行分析、总结、改进,并有效果评价。有专人负责检验质量,定期自查、反馈、整改。检验科每年一次主动举行临床科室沟通会,征求检验项目设置合理性、检验质量等意见,并能根据意见及时整改。

A标准:实验室能进行微生物检验,能提供抗菌药物敏感性报告。职能部门每季度一次对检验科进行质量检查,对检查结果进行分析、总结、反馈、改进,并有效果评价。

【C-1】按照《医疗机构临床实验室管理办法》的要求,实验室集中设置,统一管理。

**要求:**

实验室集中设置、统一管理,符合《医疗机构临床实验室管理办法》的要求。

**上传支撑材料:**

1.《医疗机构临床实验室管理办法》。

2. 实验室布局照片。

**现场评价:**

现场查看。

【C-2】有实验室安全管理制度和流程。

**要求:**

有本单位的临床实验室安全管理制度和流程,并有效执行。

**上传支撑材料:**

1. 本单位的实验室安全管理制度。

2. 本单位的实验室安全管理流程。

**现场评价:**

现场查看文档资料和流程。

【C-3】检验科质量控制相关制度以及实验室生物安全管理制度健全。

**要求:**

有本单位的检验科质量控制制度、实验室生物安全管理制度,并能有效执行。

**上传支撑材料:**

1. 本单位的检验科质量控制制度。

2. 本单位的实验室生物安全管理制度。

3. 生物安全实验室危害警示牌。

**现场评价:**

现场查看文档资料和流程。

【C-4】检验报告单格式规范、统一,有书写制度。

**要求:**

本单位有检验报告单书写制度,明确报告单的格式、内容、参考范围及签名等规定。

上传支撑材料：

1. 本单位的检验报告单书写制度。

2. 不同项目检验报告单样本。

现场评价：

现场查看相关文档及检验报告单。

### 【B-1】开展安全制度与流程管理培训，相关人员知晓本岗位的职责。

要求：

科室内定期开展实验室安全制度与流程的培训，有培训通知、培训课件、培训场景照片、培训签到表等；质量控制小组人员知晓本岗位职责。

上传支撑材料：

1. 实验室安全制度与流程的培训通知、培训课件、培训场景照片、培训签到表。

2. 科室内质量管理小组分工到人，各组员知晓本岗位职责。

现场评价：

查看培训记录资料。

### 【B-2】能定期开展实验室室内质控和室间质评工作。

要求：

能定期开展实验室室内质控，参加区域室间质量评价，定期评估室内质控各项参数及失控率，对评价、评估结果进行分析，提出整改措施并进行效果评价。

上传支撑材料：

1. 一年4个季度室内质控图，对室内质控结果进行分析、整改、效果评价。

2. 一年4个季度室间质评证书，一年4个季度临床质量控制图，一年4个季度室间质量评价报告，对室间质评结果进行分析、整改、效果评价。

现场评价：

查看相关文档资料。

### 【B-3】科室有专门人员定期自查、反馈、整改。每年至少一次向临床科室征求对项目的合理性意见。

要求：

1. 检验科指定专人定期对检验质量进行自查、反馈、整改。

2. 检验科至少每年一次主动与临床科室举行沟通会，征求设置项目合理性、检验质量方面的意见，并及时安排整改。

上传支撑材料：

1. 本单位的检验科检查质量的自查细则。

2. 检验科检验质量自查反馈整改表，并有整改效果评价。

3. 与临床科室举行沟通会照片，检验科项目设置合理性调查表，检验质量调查表。根据调查意见及时整改并有效果评价。

现场评价：

查看相关文档资料。

【A-1】微生物检验项目对医院感染控制及合理用药提供充分支持。

**要求：**

微生物检验项目能提供细菌耐药、抗菌药物敏感性报告。

**上传支撑材料：**

细菌监测报告单，含抗菌药物敏感度检测。

**现场评价：**

现场查看相关文档资料及报告单。

【A-2】有职能部门监督检查，落实整改措施，持续改进。

**要求：**

职能部门每季度一次对检验科进行监督检查，提出整改措施，并进行效果评价。

**上传支撑材料：**

最近一季度职能部门对检验科质量检查表，包含存在问题、分析原因、改进措施、效果评价。

**现场评价：**

查看文档资料。

### 3.2.2.8　中医管理

C标准：本社区卫生服务中心/乡镇卫生院有中医科工作制度、岗位职责，工作制度和岗位职责上墙。有中医科常见病诊疗规范和适宜技术规范，组织培训并严格执行规范。每年至少2次开展全院的中医药培训与教育活动，有完整的培训资料。有完善的《中医病历书写基本规范》，病历、处方合乎要求。

B标准：中医科每季度开展一次中医医疗质量自查、分析、总结、改进，并进行效果评价。

A标准：职能部门每季度一次对中医科医疗质量进行督查、评价、分析、总结、反馈、改进，有资料或数据显示持续改进有成效。

【C-1】有中医科的工作制度、岗位职责及体现中医特色的诊疗规范，并落实。

**要求：**

有适合本单位的中医科工作制度、岗位职责、诊疗规范，并能执行相关诊疗规范。

**上传支撑材料：**

1. 中医科工作制度。
2. 中医科岗位职责。
3. 中医科常见病及技能操作诊疗规范。

**现场评价：**

查看相关文档资料。

【C-2】根据中医特色，开展中医药人员培训与教育活动，并有相关记录。

**要求：**

每年至少2次中医药相关培训教育活动，有培训通知、培训签到表、培训照片、培训课件。

上传支撑材料：

一年4个季度本单位内中医药相关培训活动的完整资料。

现场评价：

查看相关文档资料。

【C-3】相关人员知晓上述制度、本岗位职责及诊疗规范。

要求：

中医药人员知晓本科室工作制度、本岗位职责、诊疗规范。

上传支撑材料：

1. 中医科工作制度、岗位职责上墙照片。

2. 一年4个季度中医诊疗规范培训及考核,书面试卷考试或适宜技术操作考核照片。

现场评价：

现场查看、考核。

【C-4】按中医病历书写规范书写医疗文书。

要求：

按照《中医病历书写基本规范》的要求书写病历及处方等医疗文书。

上传支撑材料：

典型中医病历及中医处方样本各一份。

现场评价：

现场查看病历及处方。

【B】科室内定期自查、评估、分析、整改。

要求：

科室至少每季度开展一次中医医疗质量自查、评估、分析、整改、效果评价。

上传支撑材料：

最近一季度中医质量自查报告。

现场评价：

查看文档资料。

【A】职能部门履行监管职责,定期评价、分析、反馈,质量持续改进有成效。

要求：

职能部门至少每季度一次对中医医疗质量进行督导、检查、总结、反馈,并提出改进措施,进行效果评价,有资料或数据显示持续改进工作效果明确。

上传支撑材料：

1. 中医科医疗质量控制措施及方法。

2. 职能部门一年4个季度对中医科进行医疗质量督查的报告,并有效果评价。

现场评价：

查看相关文档资料。

3.2.2.9 康复管理

C 标准:本社区卫生服务中心/乡镇卫生院康复科有规范的康复治疗制度、常见病诊疗规范和康复操作规程。康复科有明确的康复治疗室管理制度、岗位职责、工作职责,并上墙。康复科配备有资质的康复医师和康复治疗师、护士,有适应本单位康复治疗的设备。

B 标准:对转入社区和家庭的患者提供转诊后的康复训练指导,保障康复治疗的连续性。科室每季度一次对各项规章制度、诊疗规范、操作规程等落实情况开展自查自评活动,对结果进行分析、总结、改进,并进行效果评价。

A 标准:职能部门每季度一次对康复科进行医疗质量督导、检查、总结、反馈、整改,并有数据或资料证明持续改进效果明显。

**【C-1】有规范的康复治疗工作制度、诊疗规范与操作规程。**

**要求:**

本单位有康复治疗工作制度、诊疗规范与操作规程,并能有效执行。

**上传支撑材料:**

1. 康复科工作制度、康复科工作职责。

2. 康复科诊疗规范及操作规程。

3. 符合康复科诊疗规范和操作规程的工作记录样本。

**现场评价:**

查看相关文档资料和工作记录。

**【C-2】有康复科(室)管理制度和相关规定。**

**要求:**

有康复科管理制度、岗位职责。

**上传支撑材料:**

1. 康复科管理制度。

2. 理疗室工作制度。

3. 运动治疗室工作制度。

4. 康复科岗位职责。

5. 康复技师岗位职责。

**现场评价:**

查看相关制度和工作职责上墙。

**【C-3】有康复医学专业人员和专业设备。**

**要求:**

配备与开展业务相适应的康复医学专业技术人员和康复设备,包含技术人员专业、职称、职务等。

**上传支撑材料:**

1. 康复医师一览表。

2. 康复治疗师一览表。

3. 康复设备一览表。

现场评价：

现场查看人员及设备。

## 【C-4】有具备康复资质的治疗师、护士及其他技术人员实施康复治疗和训练。

**要求：**

从事康复医学专业的技术人员资质符合要求（含经过省级及以上专业机构培训取得合格证书的卫生技术人员）。

**上传支撑材料：**

康复医师、康复治疗师及护士的资格证书、职称证书。

**现场评价：**

现场查看证书原件。

## 【B-1】对转入社区及家庭的患者提供转诊后康复训练指导，保障康复训练的连续性。

**要求：**

对转入社区及家庭的患者提供规范的康复训练指导原则，针对不同的患者给出相应的指导意见。

**上传支撑材料：**

1. 社区及家庭康复训练指导原则。

2. 家庭康复训练计划案例。

3. 康复医学科社区健康教育活动记录。

**现场评价：**

查看相关文档资料。

## 【B-2】科室对落实情况有自查、评价、分析、反馈、整改。

**要求：**

对康复治疗制度、诊疗规范、操作规程及科室管理制度的落实情况，科室每季度至少开展一次自查、自评和反馈、改进及效果评价。

**上传支撑材料：**

一年4个季度科室医疗质量自查分析报告。

**现场评价：**

查看相关文档资料。

## 【A】职能部门履行监管职责，定期评价、分析、反馈，康复治疗质量持续改进。

**要求：**

职能部门对康复科进行监管，每季度至少一次督导、检查、总结、反馈，提出改进措施，并有效果评价，有资料或数据证实持续改进效果。

**上传支撑材料：**

最近一季度职能部门对康复科的督查报告。

**现场评价：**

现场查看相关文档资料。

# 3.3　患者安全管理

## 3.3.1　查对制度

**【C-1】有查对规章制度和操作规程,并在诊疗活动中严格执行。**

**要求:**

1. 所有临床、医技科室有查对制度和医疗操作规程资料,所有医务人员均应掌握。

2. 查对制度包含:医嘱查对制度,服药、注射、输液查对制度,输血查对制度,手术室查对制度,药房查对制度,检验科查对制度,放射科查对制度,理疗科查对制度,治疗室查对制度等。

3. 在一切诊疗活动中都严格执行相关制度和操作规程。

**上传支撑材料:**

1. 查对制度封面或目录,如医嘱查对制度,服药、注射、输液查对制度,药房查对制度,检验科查对制度,康复理疗查对制度,放射科查对制度,口腔科查对制度等。

2. 操作规程封面或目录,如换药术、拆线、清创术、急救止血法、腹膜腔穿刺术、胃插管术、胃肠减压术、清创缝合术、胸腔闭式引流术、夹板的制作和应用、石膏固定等。

**现场评价:**

现场查看各科室的查对制度、操作规程。

**【C-2】有标本采集、给药、输血或血制品、发放特殊饮食、诊疗活动时患者身份确认制度、方法和核对程序。**

**要求:**

在对患者进行标本采集、发药、输血、输液等各项诊疗活动时均有患者身份确认制度及核对程序。

**上传支撑材料:**

1. 患者身份确认制度或患者身份识别制度及核对程序。

2. 腕带识别标示制度及核对程序。

3. 患者腕带照片。

**现场评价:**

现场查看相关制度及程序执行情况。

**【C-3】对门诊就诊和住院患者的身份标识有制度规定。**

**要求:**

建立本机构门诊和住院患者的身份标识制度,并监督执行。

**上传支撑材料:**

1. 门诊患者的身份标识制度和佐证材料,如姓名、性别、年龄、医保卡号及门诊发票、病历等。

2. 住院患者的身份标识制度和佐证材料,如住院号、姓名、腕带、身份证号、床头牌信息等。

3. 患者门诊收费发票、住院病历首页等共同识别患者身份的多项信息。

**现场评价:**

现场查看相关制度及执行规范性。

**【C-4】至少同时使用包括姓名在内的两种身份识别方式,如出生日期、年龄、性别、床号、病历号等(禁止以房间或床号作为识别的唯一依据)。**

**要求:**

除姓名外,还可以包括出生日期、年龄、性别、床号、病历号等信息。禁止仅以房间或床号作为识别的唯一依据。

**上传支撑材料:**

1. 门诊患者的身份标识制度及核对程序。

2. 住院患者的身份标识制度及核对程序。

3. 患者门诊收费发票、住院病历首页等共同识别患者身份的多项信息,标示出"包括姓名在内的两种身份识别方式"的相关内容。

**现场评价:**

现场查看相关制度及执行规范性。

**【C-5】重点科室和无法进行身份确认者,有身份标识的方法和核对流程。**

**要求:**

对重点科室和无法进行身份确认的患者制定特殊的身份识别方法和核对流程,可从病历号、性别、床号等方面进行身份确认。

**上传支撑材料:**

1. 重点科室患者身份识别制度、关键患者身份识别措施及流程。

2. 患者腕带信息图片(包含姓名、性别、年龄、住院号、床号、血型等)。

**现场评价:**

现场查看制度、方法和流程。

**【B-1】完善关键流程中对就诊者的识别措施。**

**要求:**

在医疗服务风险较大的关键流程如急诊、病房(如有)、手术室等之间转运交接时,应有对就诊患者明确的识别措施。实施任何有创诊疗活动前,实施者应亲自与患者(或家属)沟通,作为最后确认的手段。

**上传支撑材料:**

1. 已执行的转运交接流程(包括急诊、病房、手术室等之间的流程)。

2. 已执行的转运交接单(包括急诊、病房、手术室等之间的转运交接单)。

3. 已执行的相关医患沟通记录。

4. 已执行的相关知情同意书。

现场评价：

现场查看转运交接流程、转运交接单、医患沟通记录和知情同意书。

【B-2】对就诊者住院病历身份实行唯一标识管理，如使用医保卡编码或身份证号码等。

要求：

就诊者住院病历（如有）采用身份证号码、病历号、医保卡号等作为唯一的标识方法。

上传支撑材料：

住院病历首页（含身份证信息或病案号，1份，3个月前）。

现场评价：

现场查看相关信息系统或病历资料。

【A-1】重点部门和关键环节（急诊、产房、手术室）病人使用条码管理。

要求：

在医疗服务风险较大的关键流程中，建立使用"腕带"等作为识别标志的条码管理制度（PDA）。

上传支撑材料：

1. 腕带识别标示制度。

2. 急诊、产房、手术室等科室的识别措施：佩戴腕带，腕带有电子条码照片。

3. 有条件者上传不同的病人、不同颜色的腕带及腕带扫码图片（各1张，包含PDA、条码式腕带）。

现场评价：

现场查看制度、方法和流程及落实情况。

【A-2】职能部门对上述工作有监督、反馈和改进措施。

要求：

职能部门对查对制度和操作规程等进行检查监管、反馈，提出改进措施，并对整改结果进行跟踪，持续改进，每季度至少一次。

上传支撑材料：

上一年度4个季度的查对制度、操作规程的督查总结分析和改进措施（总结分析报告内容包含：上季度查对制度、操作规程的检查、存在的问题、原因分析、整改措施，效果追踪，体现持续改进，即PDCA）。

现场评价：

现场查看相关记录、改进措施及成效。

## 3.3.2　手术安全核查制度

手术安全核查是由具有执业资质的手术医师、麻醉医师和手术室护士三方（以下简称三方），分别在麻醉实施期、手术开始前和患者离开手术室前，共同对患者身份和手术部位等内容进行核查的工作。其目的是为了加强卫生院管理，指导并规范卫生院手术安全核查工作，保障医疗质量安全。

**【C-1】有围手术期患者安全管理的相关规范与制度。**

**要求：**

至少包括围手术期患者安全管理规范，如术前、术中及术后安全管理规范，具体涉及手术室查对制度、手术患者体位管理制度、口头医嘱执行制度、抢救工作制度、手术室输血查对制度、院感管理制度、手术标本管理制度及送检流程等。

**上传支撑材料：**

1. 围手术期安全管理的相关规范与制度的封面、目录。

2. 上年度围手术期安全管理的相关规范与制度培训计划。

3. 上年度围手术期安全管理的相关规范与制度的考核总结（考核总结要有数据化体现）。

**现场评价：**

查看围手术期患者安全管理规范与制度，有相关的培训与考核记录，访谈医技人员。

**【C-2】有手术部位识别相关制度与流程。**

**要求：**

由实施手术的医生标记手术部位，标记时应该在患者清醒和知晓的情况下进行。规范手术部位识别制度与工作流程。涉及双侧、多重结构（手指、脚趾、病灶部位）、多平面部位（脊柱）的手术时，对手术侧或部位有规范统一的标记。对标记方法、标记颜色、标记实施者及患者参与有统一明确的规定。

**上传支撑材料：**

1. 手术部位识别相关制度与流程的封面、目录及内容。

2. 上年度手术部位识别相关制度与流程的培训计划。

3. 上年度手术部位识别相关制度与流程的考核总结（数据体现）。

**现场评价：**

有培训、考核记录。患者送达术前准备室或手术室前，已标记手术部位。

**【C-3】有手术安全核查与手术风险评估制度与流程，明确由手术医师、麻醉医师、护士三方共同核查。**

**要求：**

1. 有术前讨论制度，内容包括患者术前病情评估的重点范围、手术风险、术前准备、临床诊断、拟施行的手术方式、手术风险与利弊、明确是否需要分次完成手术等。对术前讨论有明确的记录时限并记录在病历中。

2. 有手术患者评估制度，实施"三步安全核查"，并正确记录。

第一步，麻醉实施前：三方按手术安全核查表依次核对患者身份（姓名、性别、年龄、病案号）、手术方式、知情同意情况、手术部位与标识、麻醉安全检查、皮肤是否完整、术野皮肤准备、静脉通道建立情况、患者过敏史、抗菌药物皮试结果、术前备血情况、假体、体内植入物、影像学资料等内容。

第二步，手术开始前：三方共同核查患者身份（姓名、性别、年龄）、手术方式、手术部位与标识，并确认风险预警等内容。手术物品准备情况的核查由手术室护理人员执行并向手术医师和麻醉医师报告。

第三步,患者离开手术室前:三方共同核查患者身份(姓名、性别、年龄),确认实际手术方式,核查术中用药、输血,清点手术用物,确认手术标本,检查皮肤完整性、动静脉通路、引流管,确认患者去向等。

**上传支撑材料:**

1. 术前讨论制度的封面、目录及内容。
2. 手术安全核查制度与流程的封面、目录及内容。
3. 手术风险评估制度与流程的封面、目录及内容。
4. "三步安全核查"记录 1 份。

**现场评价:**

现场查看手术安全核查与手术风险评估制度与流程材料、手术记录材料。

**【C-4】择期手术患者在完成各项术前检查、病情和风险评估以及履行知情同意手续后方可下达手术医嘱。**

**要求:**

有择期手术术前准备相关制度,并按制度执行。

**上传支撑材料:**

1. 择期手术术前准备相关制度内容。
2. 择期手术术前检查、病情和风险评估记录单。
3. 择期手术术前知情同意书 1 份。
4. 择期手术手术通知单 1 份。

(2、3、4 上传的为同一患者的资料。)

**现场评价:**

现场查看制度执行情况。

**【B-1】落实择期手术术前准备制度,执行率≥90%。**

**要求:**

执行率=落实择期手术术前准备制度人次/择期手术总人数×100%。

**上传支撑材料:**

1. 上季度择期手术术前准备执行情况检查汇总表 1 份。
2. 上季度手术核查与风险评估的执行情况检查汇总表 1 份。

**现场评价:**

现场查看病历。

**【B-2】手术核查、手术风险评估按制度执行,执行率为 100%。**

**要求:**

手术核查、手术风险评估严格执行制度。

**上传支撑材料:**

1. 上季度择期手术术前准备执行情况检查汇总表 1 份。
2. 上季度手术核查与风险评估的执行情况检查汇总表 1 份。

**现场评价:**

现场查看病历。

【A】相关职能部门履行监管职责,有检查、分析,持续改进有成效。

**要求:**

职能部门履行监管职责,持续改进。

**上传支撑材料:**

上季度检查改进报告,持续质量改进报告,有数据证明有效(至少包括存在问题、原因分析、前后比较、反馈、改进措施等)。

**现场评价:**

现场查阅总结分析报告。

### 3.3.3  危急值报告管理

"危急值"指某种检验、检查结果表明患者可能已处于危险边缘。这种有可能危及患者安全或生命的检查结果数值称为"危急值"。临床医师应及时得到检查信息,迅速给予有效的干预措施或治疗,挽救患者生命。

【C-1】有临床"危急值"报告制度与工作流程。

**要求:**

制定临床"危急值"报告制度和工作流程。

**上传支撑材料:**

1. 临床"危急值"报告制度与工作流程的封面、内容。

2. 临床"危急值"登记本封面。

3. 近期的工作记录情况(检验科危急值登记本近期的危急值记录)。

**现场评价:**

现场查看"危急值"报告制度和工作流程、工作记录。

【C-2】医技部门(含临床实验室、医学影像部门、心电图检查等)有"危急值"项目表。

**要求:**

根据机构实际情况,明确"危急值"报告项目与范围,如临床检验至少应包括有血钙、血钾、血糖、白细胞计数、血小板计数、凝血酶原时间、活化部分凝血活酶时间等,以及其他涉及患者生命指征变化需要即刻干预的指标。

**上传支撑材料:**

最新版临床"危急值"项目表,包括检验科、医学影像部门、心电图等项目表。

**现场评价:**

现场查看各医技部门"危急值"项目表。

【C-3】相关人员熟悉并遵守上述制度和工作流程。

**要求:**

临床、医技部门等相关人员知晓本部门"危急值"项目及内容,能够有效识别和确认"危急值"。

上传支撑材料：

最近"危急值"项目与内容的培训与考核,包括培训计划、通知、签到、课件、照片、考核总结等内容。

现场评价：

现场考核相关人员对"危急值"知晓度。

**【B-1】严格执行"危急值"报告制度与工作流程,有记录。**

要求：

接获"危急值"报告的医护人员应完整、准确记录患者识别信息、"危急值"内容和报告者的信息,按流程复核确认无误后,在规定时限内向经治或值班医师报告,并做好记录。医师接获"危急值"报告后应及时追踪、处置并记录。

上传支撑材料：

某例在院内"危急值"报告的全程记录,包括危急值的检验科发出报告登记页(谁报告谁登记),危急值病区危急值登记本记录页(同一危急值用下划线标出,谁接收谁记录),危急值病历病程记录(6小时内完成),危急值护理记录中的危急值记录页。

现场评价：

现场查看相关"危急值"记录及病历。

**【B-2】根据临床需要和实践总结,更新和完善"危急值"管理制度、工作流程及项目表。**

要求：

根据相关法律法规、标准规范等更新情况,结合本机构"危急值"制度执行过程中发现的问题及时修订"危急值"管理制度、工作流程及项目表。

上传支撑材料：

1. 危急值管理制度及工作流程的封面、目录及内容(上传新、旧危急值管理制度及工作流程,体现更新)。

2. 提供检验科新、旧"危急值"项目表各1份,含修订时间和修订说明。

现场评价：

现场查看"危急值"报告制度和工作流程,查看新、旧"危急值"项目表。

**【A】相关职能部门每年至少对"危急值"报告制度的有效性进行一次评估。**

要求：

职能部门每年至少有一次对"危急值"报告制度的执行情况进行一次全面的评估,了解该制度的效果、执行情况、存在问题等,并根据情况进行修订和改进。

上传支撑材料：

职能部门最近一次对"危急值"报告制度的有效性评估与改进报告。报告内容包括：

(1)情况统计:本中心上一年度共报告"危急值"80项。报告科室:检验科70项、心电图室4项、放射科6项。报告对象:综合内科50项、门诊20项、急诊10项。报告项目:白细胞50项、血小板20项等。

(2)存在问题:①未登记1项,登记不全5项,字迹潦草10项;②报告部门与接收部门登记时间不一致;③2例与临床病情不一致。

（3）原因分析。

（4）改进措施。

（5）效果跟踪。

**现场评价：**

现场查看评估分析报告以及持续改进措施落实情况。

### 3.3.4　患者安全风险管理

患者安全风险管理是医疗机构通过识别在医疗行为实施过程中存在的危险、有害因素，并运用定性或定量的统计分析方法确定其风险严重程度，进而确定风险控制的优先顺序和风险控制措施，以达到改善安全就医环境、减少和杜绝质量安全事故的目标而采取的措施和规定，保障患者安全。

**【C-1】有质量安全(不良)事件的报告制度与流程。**

**要求：**

制定本医疗机构质量安全(不良)事件的报告制度、处理事件的工作流程等。

**上传支撑材料：**

医疗质量安全(不良)事件报告制度与工作流程。

**现场评价：**

现场查看相关制度、流程。

**【C-2】有防范患者跌倒的相关制度，并体现多部门协作。**

**要求：**

制定本机构内患者跌倒的预防、处理等相关制度。整体环境中要有防止跌倒的安全措施，如走廊扶手、卫生间及地面防滑。除医务人员外，保障患者安全还要体现行政、后勤等多部门的协作。

**上传支撑材料：**

1. 防范患者跌倒、坠床制度(体现多部门协作，如医、护、后勤等)。

2. 跌倒、坠床等意外事件处置预案及工作流程。

**现场评价：**

现场查看相关制度、流程。

**【C-3】有患者跌倒、坠床等意外事件报告相关制度、处置预案与工作流程。**

**要求：**

制定本机构内患者跌倒、坠床等意外事件报告制度、处理预案与工作流程。整体环境中要有防止跌倒的安全措施，如走廊扶手、卫生间及地面防滑。除医务人员外，保障患者安全还要体现行政、后勤等多部门的协作。

**上传支撑材料：**

1. 防范患者跌倒、坠床等意外事件报告制度及工作流程。

2. 门诊或住院患者跌倒、坠床登记报告表。

3. 跌倒、坠床等意外事件处置预案及工作流程(体现多部门协作机制)。

现场评价：

现场查看相关制度、流程及相关记录。

**【C-4】主动告知患者跌倒风险及防范措施并有记录。**

**要求：**

采取多种形式主动告知就诊患者跌倒、坠床风险。医务人员对于老年人及行动不便的住院患者应进行跌倒、坠床风险评估，主动告知患者防范措施，并有记录。

**上传支撑材料：**

能体现告知与防范的记录，包括入院须知、健康教育单或护理记录单（真实表单）。内容含有跌倒、坠床的风险和防范的措施。

**现场评价：**

现场查看相关记录。

**【C-5】有压疮风险评估与报告制度、工作流程。**

**要求：**

制定本机构压疮风险评估与报告制度、工作流程，有压疮诊疗与护理规范。

**上传支撑材料：**

1. 压疮管理报告制度。

2. 压疮报告流程。

3. 压疮诊疗和护理规范。

4. 压疮风险评估单。

**现场评价：**

现场查看相关制度流程。

**【B-1】有防止跌倒、烫伤等安全措施。**

**要求：**

机构内有防止跌倒、烫伤等安全措施，如配备走廊扶手、设置危险地带警示、卫生间及其他地面防滑、开水间安装防烫伤防护栏等。

**上传支撑材料：**

1. 跌倒、烫伤等相关的警示语，如"地面潮湿""小心跌倒"等。

2. 跌倒、烫伤警示标识，如病房床头防跌倒标识、开水间防烫伤标识等。

3. 跌倒、烫伤等安全设施，如走廊扶手、卫生间扶手、开水间防烫伤护栏等。

（至少提供3张图片，能体现防止跌倒、烫伤的警示语、标识、安全设施。）

**现场评价：**

现场查看相关标识及设施。

**【B-2】对患者安全风险质量监控指标数据进行收集和分析。**

**要求：**

职能部门每年至少一次对患者安全风险质量监控指标数据进行收集和分析。

**上传支撑材料：**

近期患者安全风险质量监控指标数据汇总与分析表，包含分析原因、整改措施及效果评价。

**现场评价：**

现场查看相关材料,包括数据分析表和分析结果。

【A-1】定期分析患者意外事件,持续改进,降低事件发生率。

**要求：**

职能部门根据患者跌倒、烫伤等意外事件的总结分析,完善防范措施,持续改进,降低事件发生率,保障患者安全。

**上传支撑材料：**

上一年度患者发生跌倒、烫伤等意外事件质量监控分析,体现持续改进成效。

**现场评价：**

现场查看分析结果及改进措施。

## 3.3.5 患者参与医疗安全

诊疗过程中患者参与医疗安全有助于及时发现不良因素,可有效地避免医疗缺陷,保障医疗安全,增加医疗透明度,对构建和谐医患关系将起到积极促进作用。

【C-1】有医务人员履行患者参与医疗安全活动责任和义务的相关规定。

**要求：**

有医务人员履行患者参与医疗安全活动责任和义务的相关规定。

**上传支撑材料：**

医务人员履行患者参与医疗安全责任和义务的相关规定。

**现场评价：**

现场查看相关规定。

【C-2】医务人员知晓重点环节,并邀请患者或其家属主动参与患者安全管理。

**要求：**

医务人员知晓患者医疗安全重点环节,有针对性地向患者及其近亲属提供相应的安全教育,争取患者及其家属的主动参与。

**上传支撑材料：**

1. 重点环节相关的安全管理制度与流程(识别重点环节,如有创诊疗前、特殊检查前、使用特殊药物治疗前、使用特殊耗材前、输血前等)。

2. 近期对患者及家属进行的安全教育记录内容(门诊1个季度1次,住院1个月1次),门诊和住院各提供1份。

**现场评价：**

现场查看相关同意书、协议书及病历资料。

【C-3】宣传并鼓励患者参与医疗安全活动。

**要求：**

为患者创造并提供多种形式的参与医疗安全活动的机会,如宣传告知在就诊时提供真实病情和有关信息对保障诊疗服务质量与安全的重要性,尤其是患者在接受有创诊疗前、使用药物治疗前、输液输血前等。

上传支撑材料：

1. 有创操作前知情同意书。

2. 病人主动参与医疗活动的宣传单（医患沟通告知记录、特殊治疗同意书、手术同意书等）。

3. 鼓励患者主动参与医疗活动的标识，如电子宣传屏等。

现场评价：

现场查看相关材料。

**【B-1】专业人员向患者提供安全用药咨询。**

要求：

制定本机构药学人员定期向患者提供安全用药咨询的制度，组织药学人员在机构内对患者及家属提供安全用药咨询。

上传支撑材料：

1. 安全用药咨询相关制度的内容。

2. 安全用药咨询窗口图片。

3. 药物咨询记录本。

现场评价：

现场查看相关材料。

**【B-2】患者及家属、授权委托人了解针对病情的可选择诊疗方案。**

要求：

医务人员在开展诊疗服务、健康管理过程中，根据患者的实际情况与患者及家属、委托人等共同制定适宜的诊疗方案，在征得患者及家属的意见后实施。

上传支撑材料：

1. 医患沟通记录单（真实表单，1 份）。

2. 知情同意书（真实表单，1 份）。

现场评价：

现场查看医患沟通、知情同意书，并进行访谈。

**【A-1】有数据证实"患者主动参与医疗安全活动"取得的成效。**

要求：

至少每年 1 次对"患者主动参与医疗安全活动"进行总结、分析，有数据显示活动取得的成效。

上传支撑材料：

上年度患者主动参与医疗安全活动的总结、分析报告，有数据，有成效。

现场评价：

现场查看总结分析结果。

**【A-2】职能部门对患者参加医疗安全活动有定期检查、总结、反馈，并进行整改。**

要求：

职能部门定期对患者参加医疗安全活动进行检查,总结成绩,发现问题,并提出改进措施。

**上传支撑材料:**

最近一次职能部门对患者参与医疗安全活动的检查总结、分析、反馈、改进报告,体现成效。如为鼓励患者及家属主动参与医疗安全活动,尊重患者的知情同意权、选择同意权。提升疾病治愈好转率,保障医疗质量和患者生命安全,医务科全年共进行××次的患者参与医疗安全的专项检查,通过查看病历运行、访谈患者及分管医生、护士若干名,取得的成绩,存在的问题,进行的整改,整改效果。

**现场评价:**

现场查看改进措施成效 。

# 3.4 护理管理

## 3.4.1 护理组织管理体系

工作概况及达标情况:达 C 标准(或达 B 标准,或达 A 标准)。

C 标准:本机构建立完善的护理管理组织体系,院长(主任)或副院长(副主任)任护理管理组组长,定期专题研究护理管理工作。本机构建立健全护理工作制度、护士岗位职责和工作标准、社区常见病多发病护理常规和技术操作规范等,并在日常工作中进行组织落实。护理管理工作实行目标管理责任制,护理工作目标具体,分工明确。设置全院护士管理岗位,明确岗位职责。总护士长或护士长,负责机构内部及辖区(村)社区卫生服务站(卫生室)的护理管理工作并定期督导工作完成情况。护理部根据机构的中长期规划制定本机构护理工作五年中长期发展规划,明确护理工作目标、具体措施和保障条件,根据中长期规划制订年度护理工作计划,确保中长期发展规划实施和目标实现,组织护理人员学习护理工作中长期规划和年度计划,确保相关人员正确领会主要内容。

B 标准:护理管理人员落实岗位职责和管理目标,对各层次护理管理人员定期开展考核评价,并将考核结果与绩效分配挂钩,积极按照年度计划落实相关工作措施,积极推进目标实现,并对计划完成情况进行总结分析。

A 标准:根据规划和计划内容定期自查进度,对落实过程中存在的问题与缺陷进行追踪,分析原因,及时落实整改措施,持续改进护理工作。

**【C-1】有在院长(主任)或副院长(副主任)领导下的护理组织管理体系,定期专题研究护理管理工作,实施目标管理。**

**要求:**

1. 建立完善的护理管理组织体系,院长(主任)或副院长(副主任)任组长,定期专题研究护理管理工作。

2. 建立健全护理工作制度、护士岗位职责和工作标准、社区常见病多发病护理常规和技术操作规范等,并组织实施。

3. 护理管理工作实行目标管理责任制,护理工作目标具体,分工明确,有相应监督和协调机制确保目标实现。

**上传支撑材料:**

1. 护理管理组织正式文件(红头)。

2. 当年度分管护理工作的院长专题研究护理工作会议记录(照片,1 次即可)。

3. 院部和护理部签订的护理目标责任书,有签名有公章。

4. 护理部和科室签订的护理目标责任书。

**【C-2】按照标准配置护理管理人员,岗位职责明确。**

**要求:**

1. 科学设置全院护士岗位,明确岗位职责。

2. 根据机构规模、服务范围和工作量设总护士长或护士长。

3. 总护士长或护士长负责机构内部及辖区(村)社区卫生服务站(卫生室)的护理管理工作。

**上传支撑材料:**

1. 护理管理者聘任文件(红头)。

2. 全院护士岗位设置情况。

3. 全院护士岗位说明书或岗位职责的封面和目录。

**现场评价:**

现场查看护理管理者聘任文件、岗位设置目录、岗位说明书。

**【C-3】有护理工作中长期规划、年度计划,与卫生院(中心)总体发展规划和护理发展方向一致。相关人员知晓规划、计划的主要内容。**

**要求:**

1. 护理部根据机构的中长期规划制定护理工作五年中长期发展规划,明确护理工作目标、具体措施和保障条件。

2. 根据护理部中长期规划制定年度护理工作计划,确保中长期发展规划实施和目标实现。

3. 组织护理人员学习护理工作中长期规划和年度计划,确保相关人员正确领会主要内容。

**上传支撑材料:**

1. 机构五年发展规划(目标、措施、保障)。

2. 护理部五年发展规划(目标、措施、保障)。

3. 本年度护理部工作计划。

4. 本年度科室层面工作计划。

5. 本年度针对护理五年规划和年度计划的相关培训汇总资料 1 份。

**现场评价:**

现场查看资料和现场访谈。

**【B-1】落实岗位职责和管理目标,建立并落实各层次护理管理人员考核评价机制**。

**要求:**

1. 护理管理人员落实岗位职责和管理目标,对各层次护理管理人员定期开展考核评价,考核结果与绩效分配挂钩。

2. 护理部制定对全院护理单元绩效考核方案的指导意见。

3. 科室根据护理部的指导意见制定本护理单元的具体的绩效考核方案。

4. 科室发放的绩效要和财务科下发的一致。

**上传支撑材料:**

1. 护理部绩效考核方案。

2. 科室绩效考核方案。

3. 近期护理绩效考核记录。

4. 同期绩效分配记录。

5. 同期财务科绩效发放记录。

**现场评价:**

现场查看考核结果及绩效分配等材料。

**【B-2】有效执行年度计划并有总结**。

**要求:**

按照年度计划落实相关工作措施,积极推进目标实现,并对计划完成情况进行总结分析。

**上传支撑材料:**

1. 上年度护理部护理工作总结。

2. 上年度科室护理工作总结(总结与计划为同一科室提供)

**现场评价:**

现场查看年度总结报告。

**【A-1】有对规划和计划落实过程中存在的问题与缺陷进行追踪分析,持续改进**。

**要求:**

1. 根据规划和计划内容定期自查进度,制定计划落实的进度表。

2. 对落实过程中存在的问题与缺陷进行追踪,分析原因,及时落实整改措施,持续改进护理工作。

**上传支撑材料:**

1. 护理部中长期规划进度落实表。

2. 上年度护理部工作计划进度表。

3. 上年度科室工作计划进度表。

4. 护理部上年度工作计划落实情况、工作总结及持续改进报告。

5. 科室上年度工作计划落实情况、工作总结及持续改进报告。

现场评价：

现场查看护理工作改进措施和相关分析报告。

## 3.4.2　执行《护士条例》

工作概况及达标情况：达 C 标准（或达 B 标准，或达 A 标准）。

C 标准：本机构按照《护士条例》的规定，制定护理管理工作相关制度，建立和完善常见疾病护理常规、技术操作规程及临床护理服务规范、标准，建立护士岗位责任制，对每个岗位都有明确的岗位职责、工作规程和质量标准。积极推行责任制整体护理工作模式，制定并落实责任制整体护理工作方案与具体措施，明确临床护理内涵及工作规范。依法执行护士准入管理制度及执业变更制度。

B 标准：护理部定期对《护士条例》执行落实情况，开展监督检查。按照护理岗位职责要求合理配置护士，护士数量合理配置、动态调整，以保障护理质量和患者安全，实际护床比不低于 0.4∶1。

A 标准：护理部每年至少开展 1 次对《护士条例》执行情况的检查、分析、整改，并对存在问题有改进措施，达到质量持续改进的效果。

【C-1】按照《护士条例》的规定，制定相关制度，实施护理管理工作。

要求：

按照《护士条例》的规定，制定本机构的护理管理工作相关制度。

上传支撑材料：

护理工作制度的封面及目录。

现场评价：

现场查看相关制度的封面及目录。

【C-2】建立和完善常见疾病护理常规、技术操作规程及临床护理服务规范、标准。

要求：

1. 建立和完善常见多发疾病护理常规。

2. 建立和完善技术操作规程。

3. 建立和完善临床护理服务规范、标准。

上传支撑材料：

1. 护理常规的封面及目录。

2. 操作规程的封面及目录。

3. 服务规范的封面及目录。

现场评价：

现场查看相关资料。

【C-3】建立护士岗位责任制，推行责任制整体护理工作模式，有工作方案与具体措施。

要求：

1. 机构应建立护士岗位责任制,对每个岗位都有明确的岗位职责、工作规程和质量标准。

2. 推行责任制整体护理工作模式,明确临床护理内涵及工作规范,制定责任制整体护理工作方案与具体措施。

**上传支撑材料:**

1. 科室岗位说明书或岗位职责的封面或目录。

2. 护理部责任制整体护理工作方案及具体措施。

3. 科室责任制整体护理工作方案及具体措施。

**现场评价:**

现场查看相关资料。

**【C-4】依法执行护士准入管理。**

**要求:**

1. 新毕业的护士应当经执业注册取得护士执业证书方可独立值班,未取得护士执业证书的人员应当在护士指导下开展有关工作。

2. 护士在其执业注册有效期内变更执业地点的应当及时变更执业地点。(护士执业注册地点应与实际工作地点一致)。

**上传支撑材料:**

1. 护士执业注册制度的内容。

2. 护士准入制度的内容。

3. 护士变更注册制度的内容。

4. 近期护士执业注册名单。

5. 近期护士变更注册名单。

**现场评价:**

现场查看护理人员资质。

**【B-1】护理部门对《护士条例》执行落实情况开展监督检查。**

**要求:**

护理部每年至少1次对《护士条例》执行落实情况进行督查。

**上传支撑材料:**

上年度护理部对《护士条例》执行落实情况的监督检查记录(从临床护士人力配置、执行国家工资及福利政策、护士执业防护、落实国家有关岗位津贴、护士准入制度、护士继续教育落实等方面制定督查表格进行检查)。

**现场评价:**

现场查看监督检查工作记录。

**【B-2】护理部门能够按照临床护理工作量对全院临床科室护士进行合理配置和调配。**

**要求:**

1. 按照护理岗位职责要求合理配置护士,设置病房的机构实际护床比不低于0.4:1,每名护士平均负责的患者不超过8人(轻患者可以增加到10~12人)。

2. 护士数量合理配置、动态调整，以保障护理质量和患者安全，有记录。

**上传支撑材料：**

1. 上个月在册护士人员表。

2. 上个月病房排班表。

3. 上个月实际入住患者人数（另附病房实际护士人数）。

4. 上个月卫统报表，标记出上个月实际入住患者人数。

5. 上年度护理人员动态调整记录（护理部层面）。

**现场评价：**

现场查看相关资料。

**【A－1】对落实中存在的问题与缺陷进行追踪与成效评价，有持续改进。**

**要求：**

对《护士条例》执行情况进行定期检查、分析、整改，并对存在的问题有改进措施，达到质量持续改进效果。

**上传支撑材料：**

上年度关于《护士条例》执行情况的检查、分析与改进报告。

**现场评价：**

现场查看检查、分析与改进报告。

## 3.4.3　临床护理质量管理

工作概况及达标情况：达 C 标准（或达 B 标准，或达 A 标准）。

C 标准：本机构按照国家分级护理管理相关指导原则和护理服务工作标准，制定分级护理制度，规范临床分级护理及护理服务内涵，有护理质量评价标准。定期对护士进行分级护理的教育和培训，护士能够掌握其内容。建立护理查房制度和疑难危重病例讨论制度，规范查房和病例讨论流程及要求并定期组织开展护理查房、病例讨论，记录完整。

B 标准：依据患者的个性化护理需求制定护理措施，并能帮助患者及其家属、授权委托人了解患者病情及护理的重点内容。科室对分级护理落实情况进行定期检查，对存在的问题有改进措施。

A 标准：护理部至少每季度开展 1 次护理质量检查、评价，分析护理质量管理活动过程中存在的问题，对存在的问题及时反馈，落实整改。重视护理质量持续改进效果评价，加强对相关问题的监测追踪，有数据显示护理质量持续改进。

**【C－1】依据《分级护理指导原则》，制定分级护理制度，有护理质量评价标准。**

**要求：**

按照国家分级护理管理相关指导原则和护理服务工作标准，制定本机构分级护理制度（分级护理参考 2014 版，有自理能力评估），规范临床分级护理及护理服务内涵。

**上传支撑材料：**

1. 分级护理制度与标准。

2. 提供不同级别护理记录单（各 1 份）。

**现场评价：**

现场查看相关制度和标准及护理记录单。

## 【C-2】护士掌握分级护理的内容，定期开展相关培训和教育。

**要求：**

至少每年开展 1 次护士分级护理制度的培训教育。护士应掌握分级护理内容。

**上传支撑材料：**

1. 上年度分级护理制度的培训教育记录。

2. 培训通知、签到、课件、照片。

3. 考核总结，包括参考人数、参考率、合格人数、合格率，可附成绩。

**现场评价：**

现场查看相关培训记录、访谈护士。

## 【C-3】有定期护理查房、病例讨论制度。

**要求：**

建立护理查房制度和疑难危重病例讨论制度，有规范流程及要求，并定期组织开展护理查房、病例讨论。

**上传支撑材料：**

1. 护理查房制度内容。

2. 护理疑难危重病例讨论制度内容。

3. 护理查房记录 1 份（查房要有重点、难点问题，不要上传护理常规和业务学习内容）。

4. 护理疑难危重病例讨论 1 份（如果没有可以不提供）。

**现场评价：**

现场查看相关制度及相关资料。

**附：护理查房要求**

标题、查房时间、查房地点、查房人、参加人员

病例介绍：

护理评估：四史五方面六心理社会、辅助检查结果

护理问题：

护理措施：

重点解决的问题：

讨论：

小结：

参考文献：

## 【B-1】依据患者的个性化护理需求制定护理措施，并能帮助患者及其家属、授权委托人了解患者病情及护理的重点内容。

**要求：**

根据专病病情需求制定个性化护理措施，患者及家属了解护理重点，并知晓健康教育内容。

上传支撑材料：

本年度个案的护理记录 1 份（体现专病护理及个体化护理特点），包含健康教育内容，也可单独上传该个案健康教育内容。

现场评价：

现场查看护理记录、访谈患者或家属。

附：住院个案护理记录

1. 选择典型案例或明确个性化问题。

2. 重点围绕专病特点描述病情及进展。

3. 护理问题及措施体现个性化、针对性。

4. 健康教育与当前病情及需求一致。

5. 体现评判性及预见性护理思维。

格式：基本信息、简要病史、四史五方面六心理社会、入院时情况、简单治疗经过、当日情况描述、主要症状与体征、阳性辅助检查指标、风险评估结果、存在的主要问题、病情观察要点、主要措施、健康教育重点及进一步关注点。

【B-2】科室对分级护理落实情况进行定期检查，对存在的问题有改进措施。

要求：

至少每季度进行 1 次分级护理落实情况检查，针对存在的问题进行分析，提出改进措施。

上传支撑材料：

近期分级护理质量检查与整改记录材料 1 份，包含近期分级护理质量检查记录，对存在问题的原因分析和整改措施记录。

现场评价：

现场查看检查与整改记录材料。

【A-1】职能部门对落实情况进行定期检查、评价、分析，对存在的问题及时反馈，并提出整改建议。

【A-2】有护理质量持续改进的成效及结果。

要求：

1. 护理部至少每季度开展 1 次护理质量检查、评价，分析护理质量管理活动过程中存在的问题，对存在的问题及时反馈，落实整改。

2. 有护理质量持续改进的效果评价，有数据显示质量持续改进。

上传支撑材料：

1. 护理质量检查标准（根据机构情况制定）。

2. 质量检查记录（成绩汇总表及原始质检表）。

3. 对存在问题的原因分析（头脑风暴）。

4. 制定整改措施（头脑风暴）。

5. 职能部门近期护理质量检查、分析与整改报告 1 份。

现场评价：

现场查看分析报告。

## 3.4.4 护理安全管理

工作概况及达标情况：达 C 标准(或达 B 标准，或达 A 标准)。

C 标准：本机构制定并落实临床护理技术操作常见并发症的预防与处理规范，定期培训及考核，护士能掌握。建立紧急意外情况的应急预案和处理流程，如跌倒和坠床、用药错误、身份辨识错误、转运意外、导管意外等。定期开展应急培训和演练。护理人员在诊疗护理过程中能认真落实"三查七对"制度，保证护理工作有序进行。

B 标准：护理部和科室至少每季度进行 1 次临床常见护理技术操作考核，并有针对性地加强技术操作培训，提升常见护理技术操作水平。

C 标准：护理部对在护理安全管理中存在的问题进行追踪和成效评价，针对重点人群、重点环节制定、完善护理安全管理措施，每季度开展 1 次护理质量安全评价，总结分析，达到持续质量改进。

**【C-1】制定并落实临床护理技术操作常见并发症的预防与处理规范。**

要求：

制定并落实本机构常见护理技术操作并发症的预防与处理规范，包括常用基础护理操作以及常见专科病人护理技术操作并发症的预防与处理规范。

上传支撑材料：

护理技术操作常见并发症的预防与处理规范的封面和目录。

现场评价：

现场查看相关规范。

**【C-2】有紧急意外情况的应急预案及演练。**

要求：

建立紧急意外情况的应急预案和处理流程，如跌倒和坠床、用药错误、身份辨识错误、转运意外、导管意外等。定期开展应急培训和演练。

上传支撑材料：

1. 紧急意外情况的应急预案、处理流程的封面及内容。

2. 上年度对应急预案的培训(通知、签到、课件、照片)。

3. 上年度应急预案演练的记录(有脚本、总结、照片)。

现场评价：

现场查看应急预案培训及演练的记录，访谈护理人员。

**【C-3】减少护理差错及护理纠纷。严格执行针对病人服药、注射、输液的查对制度，减少操作差错。**

要求：

护理人员在诊疗护理过程中应认真落实"三查七对"制度，保证护理工作有序进行。

上传支撑材料：

"三查七对"制度的内容(如查对制度里有也可，但需标注)。

现场评价：

现场查看相关制度执行情况。

**【B－1】护士熟练掌握常见技术操作及并发症的预防措施及处理流程。**

**要求：**

护理人员在护理过程中熟练掌握常见技术操作，落实并发症的预防措施及处理流程。

**上传支撑材料：**

近期常见技术操作及并发症预防及处理流程理论考核汇总记录，说明考核人数、考核率、合格人数、合格率。

**现场评价：**

查看常见技术操作及并发症考核的资料，访谈护理人员。

**【B－2】职能部门定期进行临床常见护理技术操作考核评价。**

**要求：**

护理部及科室每季度至少1次对临床常见护理技术进行培训及考核，并有针对性地加强技术操作培训，以提升护理技术操作水平。

**上传支撑材料：**

1. 护理部最近的护士技能考核情况汇总记录，说明考核人数、考核率、合格人数、合格率。

2. 临床科室上年度护士技能考核情况汇总记录，说明考核人数、考核率、合格人数、合格率。

**现场评价：**

现场抽查和查看考核结果。

**【A】职能部门对在护理安全管理中存在的问题进行追踪和成效评价，持续改进。**

**要求：**

针对重点人群、重点环节制定、完善护理安全管理措施，至少每季度开展1次护理质量安全评价，总结分析，持续质量改进。

**上传支撑材料：**

1. 安全检查标准（原始质检表）。

2. 安全检查记录。

3. 职能部门上季度关于重点人群及重点环节的护理安全质量评价、分析与改进报告1份。

**现场评价：**

现场查看评价分析报告和改进措施。

# 3.5 医院感染管理

## 3.5.1 医院感染管理组织

**要求：**

1. C标准：有健全的医院感染管理组织体系，制定符合本单位实际的医院感染管理工作制度和职责，对各级各类工作人员开展医院感控相关知识和技能培训与考核，并将医院感染管理纳入医院总体工作规划和质量安全管理目标。

2. B标准：院、科二级感控组织定期开展感控质控管理，对上级行政主管部门检查中发现的问题及时分析原因，进行整改。定期召开质控专题会，及时反馈督查和整改情况，调整并完善工作计划和内容。

3. A标准：定期对医院感染管理工作进行评估，对存在的问题有反馈及整改措施，有整改结果跟踪，质量持续改进措施落实。

**【C-1】健全医院感染管理体系，配备专（兼）职人员承担医院感染管理和业务技术咨询指导工作。**

**上传支撑材料：**

1. 医院感控管理组织红头文件（附件：感控管理组织职责）。
2. 医院感控专（兼）职人员职责（整篇文档）。
3. 医院临床科室感控管理小组名单及职责（整篇文档）。
4. 医院感控院、科二级管理组织网络图1份。
5. 医院感控各级组织与各类人员工作职责（封面、目录）。

**操作指导：**

1. 成立院、科二级（或三级）感控管理组织。制定医院感控各级组织与各类人员工作职责。

2. 院级感控管理组织红头文件应有文号、日期并盖章。组长姓名后面注明职务，组员姓名后面注明所在科室及职务，管理组织职责以附件形式呈现。

院级感控组织（医院感控委员会）：

组长：中心主任（院长）。

副组长：分管副主任（副院长）。

组员由职能科室、临床科室负责人及感控专管员组成。

职能科室：医务科、护理部、院感科、总务科、药剂科、设备科。

临床科室：全科医疗、公卫科、中医科、检验科、手术室、消毒供应室、口腔科、内镜室、血透室、村卫生室/社区卫生服务站负责人。

附件：院级感控组织职责。

3. 临床科室感控管理小组可以不发文，姓名后面应注明职务或职称。

组长:科室负责人。

组员:护士长、感控医生、感控护士。

临床感控小组职责。

4. 医院感控管理组织网络图参考格式:

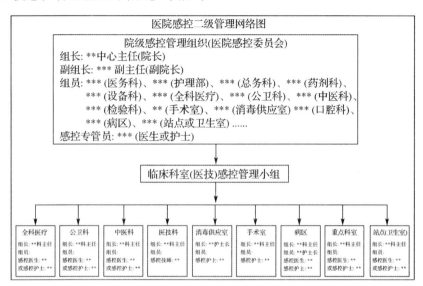

**现场评价:**

1. 现场查看相关资料。

2. 台账建议归在医院感控"组织管理"资料盒——组织管理册。

【C-2】制定符合本单位实际的医院感染管理规章制度。

**上传支撑材料:**

1. 医院感染预防与控制管理制度(封面、目录)。

2. 医院感染预防与控制标准操作规程 SOP(封面、目录)。

3. 医院感染管理质控检查标准(封面、目录)。

**操作指导:**

1. 依据国家相关法律法规、感控行业标准、规范指南、《医疗机构感染预防与控制基本制度》和江苏省卫健委发布的感控管理规定等,制定符合本中心(卫生院)实际工作需要的医院感染预防与控制管理制度、医院感染预防与控制标准操作规程 SOP、医院感染管理质控检查标准。

2. 医院感控管理制度包括:医院感控分级管理制度、医院感控监测及报告管理制度、医院环境清洁消毒管理制度、医院诊疗器械/物品清洗消毒与灭菌管理制度、医院消毒隔离制度、医院重点科室(部门)消毒隔离制度、医务人员手卫生管理制度、安全注射管理制度、医院感控风险评估制度、医院多重耐药菌感染防控制度(设有住院病房的医疗机构)、医院侵入性器械/操作相关感染防控制度、医院感控培训教育制度、医院内感染暴发报告及处置制度、医务人员职业暴露预防、处置及上报制度、医院内传染病相关感染防控制度、一次性使用无菌医疗器械管理制度、医疗废物管理制度等。

3. 根据医院实际工作结合医院感控管理制度、标准操作规程 SOP 内容,制定医院感控检查标准(质控检查表)。

推荐参考:《医院感染管理办法》《医疗机构感染预防与控制基本制度(试行)》《基层医疗机构医院感染管理基本要求》及相关法律法规、行业标准,《医院感染预防与控制标准操作规程》(上海科学技术出版社)。

现场评价:

1. 现场查看医院感染管理各类规章制度。

2. 台账建议归在医院感控"制度管理"资料盒——职责制度册、操作规程册、质控标准册。

**【C-3】将医院感染管理纳入卫生院(中心)总体工作规划和质量与安全管理目标。**

上传支撑材料:

医院总体工作规划、质量安全管理目标(整篇文档)。

操作指导:

中心(卫生院)年度总体工作规划、质量安全管理目标文件里需要有医院感控管理内容,上传资料时需将感控部分内容划线标明。

现场评价:

现场查看资料,台账建议归在医院感控"组织管理"资料盒——计划总结册。

**【C-4】有针对各级各类人员制定的医院感染管理培训计划和内容。**

上传支撑材料:

本年度医院感控培训教育计划(整篇文档)。

操作指导:

1. 医院感控培训教育计划应结合医院实际工作,通过院、科二级感控组织对医院各级各类人员开展全员培训(临床医护、医技、后勤、物业、机关科室等工作人员),并含季度培训重点内容安排。

2. 培训内容:国家相关法律法规、行业标准、规章制度、感控基本知识与基本技能等。

3. 培训形式:集中授课、科内培训、发放培训资料、重点人群培训、网上培训、考核等。

4. 分级培训:感控专管员面向全院人员培训,科室感控小组面向本科室人员开展培训。

5. 进度安排:可用表格形式列出季度重点培训内容、培训形式、培训人员及考核评估实施方式。

现场评价:

现场查看相关材料,台账建议归在医院感控"感控培训"资料盒——培训记录册。

**【C-5】相关人员知晓本部门、本岗位在医院感染管理方面的职责并履行。**

上传支撑材料:

本年度近期院、科二级感控组织的感控培训记录(内含培训通知、签到表、课件、照片、考核、小结等)。

操作指导:

院、科二级感控组织根据年度感控培训计划对不同岗位各类人员开展感控培训,建立感控培训记录台账,包括培训计划、培训通知、签到表、培训课件、培训照片、考核、小结等。

**现场评价:**

1. 以访谈形式了解相关人员对本部门、本岗位感控管理工作内容了解、掌握、执行情况。

2. 相关人员指中心分管领导、职能部门(医务科、护理部、药剂科、设备科、总务科)、院感专(兼)职人员、科室主任、护士长、感控医生、感控护士,负责医疗废物收集转运人员、负责医疗污水工作人员。

3. 台账建议归在"感控培训"资料盒——培训记录册。科室感控小组需有本科室感控培训相关资料记录。

**【B-1】有对院、科二级医院感染管理工作及制度落实情况的监督检查,每月召开专题会。**

**上传支撑材料:**

1. 上月重点科室(部门)感控管理质控检查记录(质控表)1份。

2. 上季度一般诊室及病区感控管理质控检查记录(质控表)1份。

3. 上月重点科室(部门)感控管理质控反馈会议记录1份。

4. 上季度一般诊室及病区感控管理质控反馈会议记录1份。

上述材料需提供原始记录,而非电子打印件。

**操作指导:**

1. 医院感控专(兼)职人员应有计划、有重点开展医院感控督查指导。医院重点科室(部门)质控检查每月1次,一般诊室及病区质控检查每季度1次,并有检查记录。

2. 重点科室(部门)质控反馈会每月1次,一般诊室及病区质控反馈会每季度1次,反馈督查及整改落实情况,布置下月重点工作,并有会议记录。

3. 科室感控小组也应有计划、有重点开展本部门质控自查,及时查找存在的问题并予以整改。

4. 医院重点科室(部门)是指手术室、产房、新生儿室、血透室、口腔科、计划生育室、内镜室、换药室、注射室、治疗室(中医微创治疗室)、计免接种室、检验科等。

5. 医院感控管理会议记录参考格式如下:

| 医院感控管理会议记录 |
| --- |
| 时间:_____ 地点:_____ 主持人:_____ |
| 参会人员:_____ |
| 议题: 例:医院感控管理质控会——一季度重点科室质控检查反馈 |
| 内容:<br>主持人或感控专管员:通报检查科室感控管理情况、存在的主要问题……参会人员讨论发言:……<br>总结:提出整改措施1.…… 2.…… 3.…… |

**现场评价:**

1. 现场查看机构院感督查记录和相关会议记录。

2. 台账建议归在医院感控"质控管理"资料盒——检查记录册、"组织管理"资料盒——会议记录册。

3. 相关科室感控管理小组也应有相关质控检查和会议记录资料。

**【B-2】对上级管理部门检查中发现的问题及时整改,并调整完善工作计划和内容。**

**上传支撑材料:**

最近一次上级卫生健康行政管理部门院感专项督查存在的问题及持续质量改进记录(内含督查通知、专项督查反馈、整改措施、持续改进记录或图片、质控会议记录)。

**操作指导:**

1. 院级感控管理组织针对上级卫生行政管理部门检查中发现的问题,应及时分析原因,调整并完善工作计划内容,制定持续改进实施措施。

2. 存在问题的相关科室感控台账里也应有原因分析、整改措施等记录。

3. 持续改进措施中涉及感控布局流程调整、设施设备配备等建议留有图片资料。

4. 医院感控管理持续质量改进记录参考格式如下:

<table>
<tr><td colspan="2" align="center">医院感控管理持续质量改进记录</td></tr>
<tr><td colspan="2">检查日期:_____ 督查部门:_____ 检查科室:_____<br>检查内容:_____</td></tr>
<tr><td colspan="2">存在问题:<br><br></td></tr>
<tr><td colspan="2">整改措施:<br><br></td></tr>
<tr><td>持续改进情况:<br>科室负责人签名:</td><td>督查日期_____<br>督查人签名:</td></tr>
</table>

**现场评价:**

1. 现场查看相关整改情况。台账建议归在医院感控"质控管理"资料盒——质控管理册、"组织管理"资料盒——会议记录册。

2. 相关科室也应有科室感控管理质控检查和会议记录相关资料。

3. 持续改进措施中涉及感控布局流程调整、设施设备配备等建议留有图片资料,建议归在医院感控"质控管理"资料盒——质控管理册。

**【A】对医院感染管理定期评估,对存在问题有反馈及改进措施,并持续改进。**

**上传支撑材料:**

最近一次医院感染管理情况评估总结1份(佐证材料:感控管理涉及重点科室布局流程改造及设施设备配备、存在问题整改及持续质量改进成效提供相关图片资料)。

**操作指导：**

1. 医院感控专管员应每半年对医院感染管理情况进行评估总结，要体现存在问题、整改措施和持续改进落实情况。

2. 医院感控管理情况评估内容包括：组织建设、感控培训、感控监测、质控检查、医院重点科室布局流程改造及设施设备配备、上级行政主管部门感控检查情况、存在问题的整改情况、下半年工作要求等内容。上述内容有关图片资料。

3. 医院感控管理工作评估总结参考格式如下：

---

**××××上半年医院感控管理工作总结**

**一、上半年医院感控管理工作情况：**

1. 组织建设：

2. 感控培训：开展培训情况。

3. 感控监测：院感病例监测、目标性监测（手术部位、导管感染、多重耐药菌⋯⋯）、环境卫生学监测、紫外线灯管强度监测等。

4. 质控管理：重点科室质控、手卫生管理、消毒药械督查管理、医疗废物管理、上级主管部门督查情况等。

5. 医院重点科室涉及的布局流程调整改造、设施设备配备、接受上级检查等。

**二、存在的问题及整改情况：**

1. 存在的主要问题：⋯⋯

2. 质量持续改进情况：⋯⋯

**三、下半年工作要求：**

（针对医院感控管理年度工作计划和上半年完成情况，提出下半年重点工作内容和要求。）

×××卫生院 院感科<br>年　月　日

---

**现场评价：**

1. 现场查看评估分析结果和持续改进措施。

2. 半年评估总结资料建议归在医院感控"组织管理"资料盒——组织管理册。

## 3.5.2　医院感染相关监测

**要求：**

1. C标准：医院感控专管员应定期参加国家及省市卫生行政部门举办的医院感染管理专业知识培训，并通过考核取得岗位培训证书。医疗机构应配备相应的感控监测设施设备，结合医院实际工作，有计划开展医院感染相关监测工作。针对医院感染高风险科室的重点环节、重点人群及高危因素进行风险评估，制定医院感染风险防控措施，组织实施并持续跟踪，院、科二级感控组织有相关工作记录。

2. B标准：医院感控专管员应定期对开展的医院感染监测资料进行分析、总结与反馈。开展外科手术的医疗机构应根据《医院感染监测规范》进行手术部位感染监测,定期对切口感染率进行统计、分析与反馈,并有相关工作记录。

3. A 标准:通过开展医院感染监测工作,及时发现存在的问题,制定干预措施并及时评估干预措施的有效性,达到持续质量改进。

**【C-1】医院感染管理专(兼)职人员和监测设施配备符合要求。**

**上传支撑材料:**

1. 院感专(兼)职人员获得市级及以上医院感染管理岗位培训证书原件。

2. 院感专(兼)职人员最近一次市级院感培训资料 1 份(含培训学分证、培训资料封面或培训参会通知)。

3. 医院感控监测设施配备清单(表格形式呈现)。

4. 提供感控监测第三方合约单位资质和协议。

**操作指导:**

1. 委托第三方开展感控监测需有第三方合约单位资质和协议书。

2. 医院感控监测设施配备清单参考格式如下:

| 序号 | 监测设施名称 | 所在科室 | 检测情况 |
|------|------------|---------|---------|
| 1 | 新华牌快速生物阅读器 | 消供中心 | 厂家维护检测 |
| 2 | 恒温培养箱 | 检验科 | 计量检测,效期内使用 |
| 3 | 紫外线灯辐照计 | 院感科 | 计量检测,效期内使用 |
| 4 | 紫外线强度测试卡 | 院感科 | 效期内使用 |
| 5 | 戊二醛测试纸 | 内镜室 | 效期内使用 |
| 6 | 邻苯二甲醛测试纸 | 内镜室 | 效期内使用 |
| 7 | 含氯测试纸 | 临床科室 | 效期内使用 |

×××卫生院 院感科

年 月 日

**现场评价:**

1. 台账建议归在医院感控"组织管理"资料盒——组织管理册、"感控监测"资料盒——监测管理册。

2. 现场查看临床科室或检验科开展感控监测的物品、设施设备配备与使用情况。

**【C-2】有医院感染监测计划、监测的目录/清单,开展感染发病率监测,符合(WS/T 312—2009)《医院感染监测规范》、(WS/T 367—2012)《医疗机构消毒技术规范》。**

**上传支撑材料:**

本年度医院感控监测计划 1 份(整篇文档)。

**操作指导：**

1. 院感专（兼）职人员应了解感控监测工作内容，结合本单位实际工作制定医院感控监测计划。内容有感控监测目录、监测指标、监测频次及反馈周期等。

2. 医院感控监测内容有：环境卫生学监测，手卫生监测，清洗、消毒灭菌监测，使用中消毒剂监测，透析用水及透析液监测，紫外线强度监测，职业暴露监测等。有病房的单位开展医院感染发病率监测、现患率监测（每年至少开展 1 次）、多重耐药菌监测、手术部位监测。

3. 院级感控管理组织台账需留有全院感控监测结果登记，医院感染病例和多重耐药菌病例登记，市、区疾控部门检测报告。

4. 科室感控小组台账里留有本科室感控监测结果（监测报告单）。

5. 年度医院感控监测计划参考格式如下：

---

### ××××年医院感控监测计划

**一、监测目标**

1. 医务人员手卫生知识知晓率 100％，手卫生依从性≥×××％，洗手正确率≥×××％。

2. 消毒灭菌监测合格率 100％。

3. 环境卫生学监测合格率 ×××％。

4. 医院感染发生率≤×××％，手术部位感染率≤×××％。

5. ……………

**二、监测项目及要求**

| 序号 | 监测项目 | | 监测指标 | 监测科室 | 监测频次 | 反馈周期 |
|---|---|---|---|---|---|---|
| 1 | 空气 | | ≤4 cfu/5 min 9 cm 直径平皿 | 内镜室血透室等 | 1次/季 | 及时反馈 |
| 2 | 物体表面 | | ≤ 10 cfu/cm² | 内镜室血透室等 | 1次/季 | 及时反馈 |
| 3 | 使用中消毒剂染菌量 | | 碘附≤ 10 cfu/ml | 临床科室 | 1次/季 | 及时反馈 |
| 4 | 消毒剂浓度 | 含氯消毒剂 | 符合配比浓度 | 临床科室 | 使用时 | 及时反馈 |
| 5 | | 2％碱性戊二醛 | ≥1.8％ | 内镜室 | 使用时 | 及时反馈 |
| 6 | 手卫生 | 卫生手消毒 | ≤ 10 cfu/cm² | 口腔科等 | 1次/季 | 及时反馈 |
| 7 | | 外科手消毒 | ≤ 5 cfu/cm² | 手术室 | 1次/季 | 及时反馈 |
| 8 | | 手卫生依从性 | 自定 | 临床科室 | 自定 | 定期反馈 |
| 9 | | 手卫生用品统计 | 自定 | 临床科室 | 自定 | 定期反馈 |
| 10 | 灭菌器生物监测 | | 生物指示物培养：阴性 | 消毒供应室 口腔科 | 1次/周 1次/月 | 及时反馈 |
| 11 | 消毒内镜 | | ≤ 20 cfu/ 件 | 内镜室 | 1次/季 | 及时反馈 |

| 序号 | 监测项目 | | 监测指标 | 监测科室 | 监测频次 | 反馈周期 |
|------|----------|--|----------|----------|----------|----------|
| 12 | 血透室 | 透析用水 | ≤100 cfu/ml | 血透室 | 1次/月 | 及时反馈 |
| 13 | | 透析液 | ≤100 cfu/ml | 血透室 | 1次/月 | 及时反馈 |
| 14 | | 透析用水内毒素 | ≤ 0.25 EU/ml | 血透室 | 1次/季 | 及时反馈 |
| 15 | | 透析液内毒素 | ≤ 0.5 EU/ml | 血透室 | 1次/季 | 及时反馈 |
| 16 | 紫外线灯管强度监测 | | 普 30 W 灯 ≥70 uW/cm² | 使用科室 | 1次/半年 | 及时反馈 |
| 17 | 住院病人感染发病率监测 | | | 病区 | 住院期间 | 定期反馈 |
| 18 | 多重耐药菌监测（MRSA/VRE/ CRE/CR-AB/CR-PA) | | | 病区 | 住院期间 | 定期反馈 |
| 19 | 住院病人感染现患率监测 （开展综合性监测 2 年以上） | | | 病区 | 1次/年 | 定期反馈 |
| 20 | 手术部位监测 （已开展综合性监测的单位） | | | 手术科室 | 住院期间 | 定期反馈 |
| 21 | 医务人员职业暴露监测 | | | 临床科室 | 工作期间 | 定期反馈 |

**三、监测安排**

| 时间 | 监测项目 | 监测科室 |
|------|----------|----------|
| 一季度 | | |
| 二季度 | | |
| 三季度 | | |
| 四季度 | | |

×××卫生院 院感科

年 月 日

推荐参考《医院感染相关监测使用手册》(东南大学出版社)。

**现场评价：**

1. 现场查看相关文件及监测结果等。

2. 此部分台账建议归在医院感控"感控监测"资料盒——监测管理册、监测记录册、医院感染病例和多重耐药菌病例登记本。

3. 科室感控小组台账里有本科室感控监测结果(监测报告单)。

4. 住院病区感控小组台账里有《医院感染监测规范》(WS/T 312－2009)、《医院感染诊断标准(试行)》(2001 年)和医院感染病例和多重耐药菌病例登记本。

**【C－3】有针对重点环节、重点人群与高危险因素管理与监测计划，并落实。**

**上传支撑材料：**

本年度医院重点环节、重点人群与高危险因素感控管理与监测计划。

**操作指导：**

1. 感控专管员结合医院感控监测和感控质控管理工作，梳理医院高风险科室在重点环节、重点人群感染防控工作中的薄弱环节,重点查找与侵入性操作相关的高危因素,制定出符合医院实际的感控管理与监测计划,并组织落实。

2. 科室感控小组有本部门重点环节、重点人群、高危因素感控管理组织实施的内容记录。

3. 重点环节包括:手卫生、安全注射、各种插管(血管内置管、导尿管等)、手术、血液净化、内镜检查、呼吸机治疗、中医微创治疗(小针刀、水针刀、穴位埋线等)、超声检查、医疗废物管理、环境清洁消毒等。

重点人群包括:接受侵入性操作患者,老年人、婴幼儿,免疫力低下患者(化疗病人),手术后患者,接受广谱抗菌药物治疗患者,有慢性基础性疾病患者(如糖尿病)。

高危因素包括:中心静脉插管、泌尿道插管、呼吸机气管插管、气管切开、透析、抗肿瘤化疗、放射治疗、使用免疫抑制剂等。

4. 年度医院重点环节、重点人群、高危险因素感控管理监测计划参考格式如下:

### ××××年医院重点环节、重点人群与高危险因素感控管理监测计划

**一、医院感控重点环节与重点人群高危因素评估清单**

| 项目 | | 高危因素 | 高风险科室 |
|---|---|---|---|
| 重点环节 | 手卫生 | | |
| | 侵入性操作(手术、置管、内镜、口腔、注射……) | | |
| | 环境清洁消毒 | | |
| | 医疗废物处置…… | | |
| 重点人群 | 接受侵入性操作患者 | | |
| | 预防接种人员 | | |
| | 长期住院患者…… | | |

**二、感控管理与监测计划**

| 项目 | | 管理目标 | 管理措施与监测计划 | 责任科室 |
|---|---|---|---|---|
| 重点环节 | 手卫生 | | | |
| | 侵入性操作(手术、置管、内镜、口腔、注射……) | | | |
| | 环境清洁消毒 | | | |
| | 医疗废物处置…… | | | |
| 重点人群 | 接受侵入性操作患者 | | | |
| | 预防接种人员 | | | |
| | 长期住院患者…… | | | |

×××卫生院 院感科

年 月 日

**现场评价：**

1. 现场查看相关计划及相关记录。

2. 台账建议归在医院感控"感控监测"资料盒——监测管理册。

3. 相关科室感控台账里有本部门重点环节、重点人群与高危险因素感控管理组织实施的内容记录。

**【C-4】对感染高风险科室及感染控制情况进行风险评估，并制定针对性措施。**

**上传支撑材料：**

1. 本年度医院感染风险评估表1份。

2. 本年度医院感染高风险因素管理措施1份。

3. 本年度医院感染风险管理措施落实情况1份。

**操作指导：**

1. 医院感控专管员每年对医院感染高风险科室进行风险评估，使用医院感染风险评估表，查找高风险科室感染防控的薄弱环节及可能发生的感染风险事件的高危因素，将列出待评估的风险高危因素逐一打分，按照风险优先系数 RPN 计算公式，即 RPN＝SPD＝风险的严重性（S）×风险的可能性（P）×风险的可测性（D），进行风险级别评判，系数越大，风险水平越高，需要优先制定干预措施并组织落实，切实防控医院感染风险事件发生。

2. 高风险科室感控小组，使用医院感染风险评估表，查找本部门感染风险事件的高危因素，制定防控措施并组织落实。

3. 医院感控专管员和相关科室感控小组成员每半年对医院感染风险管理措施落实情况进行督查评估，并提出持续改进措施。

4. 医院高风险科室有手术室、消毒供应室、内镜室、血液净化室、口腔科、计划生育室、产房、新生儿室、中医微创治疗室、治疗室、换药室、注射室、检验科、急诊科、病房等。

5. 风险评估从重点环节、重点人群、高危因素、高风险科室入手，从标准预防、无菌技术操作、清洁消毒灭菌、隔离防护、医疗废物处置等方面查找感染高风险事件。

6. 风险防范措施：规范流程布局、完善设施设备、感控培训教育。落实手卫生、消毒隔离、无菌物品使用与管理、侵入性操作、抗菌药应用、感控监测、职业防护制度和操作规程等。

7. 医院感染风险评估表、医院感染高风险因素管理措施、医院感染风险管理措施落实情况参考格式如下：

| 序号 | 风险高危因素 | 风险因素 | | | | | | | | | | | | | | 准备积分 | 评价积分×准备积分(RPN) | 风险水平 | 风险优先级 |
|---|---|---|---|---|---|---|---|---|---|---|---|---|---|---|---|---|---|---|---|
| | | 风险性评估 | | | | | | 评价积分 | 风险可测性D(准备程度) | | | | | | | | | | |
| | | 风险发生可能性P | | | × | 风险发生严重性S | | | 措施准备 | | | × | 执行程度 | | | | | | |
| | | 高 | 中 | 低 | | 高 | 中 | 低 | 差 | 一般 | 好 | | 高 | 中 | 低 | | | | |
| | | 3 | 2 | 1 | | 3 | 2 | 1 | 3 | 2 | 1 | | 3 | 2 | 1 | | | | |
| | | | | | | | | | | | | | | | | | | | |
| | | | | | | | | | | | | | | | | | | | |
| | | | | | | | | | | | | | | | | | | | |
| | | | | | | | | | | | | | | | | | | | |
| | | | | | | | | | | | | | | | | | | | |

注:风险优先系数(RPN)＝严重性(S)×可能性(P)×可测性(D)。RPN≥18 风险评定为高,9＜RPN≤18 风险评定为中,RPN≤9 风险评定为低。按照风险优先系数排名。

### ××××年医院感染高风险因素管理措施

| 高风险因素 | 责任科室 | 风险防控措施 |
|---|---|---|
| | | |
| | | |
| | | |
| | | |

×××卫生院 院感科<br>年 月 日

### ××××上半年医院感染风险管理措施落实情况

| 高风险因素 | 责任科室 | 执行情况 | 持续改进措施 |
|---|---|---|---|
| | | | |
| | | | |
| | | | |
| | | | |

×××卫生院 院感科<br>年 月 日

推荐参考《基层医疗机构感染预防与控制 500 问》(上海科学技术出版社)。

**现场评价:**

1. 现场查看风险评估结果和相关措施。

2. 台账建议归在医院感控"感控监测"资料盒——监测管理册。

3. 相关科室感控台账里有科室医院感染风险评估表、医院感染高风险因素管理措施、医院感染风险管理措施落实情况相关记录。

**【B-1】手术部位感染按手术风险分类，对切口感染率进行统计、分析与反馈。**

**上传支撑材料：**

上季度医院手术部位感染监测统计、分析与反馈1份（医疗机构没有手术室或有手术室没有开展手术，需提供相关佐证材料）。

**操作指导：**

1. 世界卫生组织（WHO）对手术部位感染（SSI）定义：围手术期发生手术切口或手术深部器官或腔隙的感染。手术部位感染（SSI）目标监测是在全院综合性监测的基础上开展的，主要目的是降低手术部位感染发生率。选择监测的手术类型时遵循以下原则：①该类手术的手术部位感染率相对高。②有一定的手术量。③一旦感染后果严重。

2. 严格执行《医院感染监测规范》（WS/T 312-2009），开展Ⅰ类手术的医院需提供Ⅰ类手术切口感染监测情况统计。没有开展Ⅰ类手术的机构需提供医院选定所有择期手术患者手术切口感染监测情况统计。

3. 医疗机构没有手术室或有手术室没有开展手术，需提供相关佐证材料。

4. 医院感控专管员需定期对手术切口感染率监测情况进行统计、分析与反馈，并保存记录。手术科室（病区）应有手术部位感染监测相关登记资料。

5. 季度医院手术部位感染监测统计分析参考格式如下：

| ××××年第一季度手术部位感染监测统计分析 | | | | |
|---|---|---|---|---|
| 一、Ⅰ类手术切口感染监测统计 | | | | |
| 月份 | 手术总例数（例） | Ⅰ类手术（例） | 切口愈合（例） | 切口感染（例） | 感染率（%） |
| 1月 | | | | | |
| 2月 | | | | | |
| 3月 | | | | | |
| 小计 | | | | | |

二、汇总分析（发生手术部位感染，进行案例分析）

　　1. 手术部位感染症状、治疗、转归；

　　2. 感染高危因素：术前血糖控制、抗菌药使用、手术部位皮肤清洁、无菌操作、术中保温、环境……

　　3. 制定防控措施：术前、术中、术后各项措施……

　　……

×××卫生院 院感科<br>年　月　日

**现场评价：**

1. 现场查看统计分析结果、反馈记录等。

2. 台账建议归在医院感控"感控监测"资料盒——监测管理册，"组织管理"资料盒——会议记录册。

3. 手术科室(病区)感控台账里有《医院感染监测规范》(WS/T312-2009)、手术部位感染监测登记本。

**【B-2】医院感染管理人员对监测资料进行分析、总结与反馈,对存在的问题进行督促整改。**

**上传支撑材料:**

1. 上季度对全院开展感控监测的资料分析、总结1份。

2. 上季度对全院开展感控监测存在的问题督促整改记录1份(佐证材料:有关整改措施涉及设施设备更新配备的提供请示报告、图片等)。

**操作指导:**

1. 医院感控专管员应至少每季度1次对所开展的感控监测资料进行分析、总结,并及时反馈,对存在问题的临床科室进行督查整改落实情况,并有记录。

2. 科室感控小组应对本部门感控监测中存在的问题提出整改措施,并有记录。

3. 季度感控监测汇总分析,可参见【A】操作指导中的参考格式。

**现场评价:**

1. 现场查看监测总结、分析、反馈及整改措施中涉及的物品、设施设备配备情况。

2. 台账建议归在医院感控"感控监测"资料盒——监测管理册,"组织管理"资料盒——会议记录册。

3. 相关科室感控台账里有存在问题的监测项目和整改措施。

**【A】医院感染监测工作促进医院感染管理工作水平持续改进,并有成效。**

**上传支撑材料:**

上年度医院感控监测工作有效性分析1份(提供相关佐证材料及图片)。

**操作指导:**

1. 年度医院感控监测有效性分析报告应围绕医院开展的各项感控监测,针对存在的问题、干预措施及持续质量改进情况,进行分析汇总。

2. 持续改进工作涉及布局流程、设施设备更新添置的需留有相关记录,如请示报告、会议记录或图片等。

3. 年度医院感控监测管理分析报告参考格式如下:

**××××年度医院感控监测管理分析报告**

**一、1—12月环境卫生学及消毒灭菌监测情况汇总分析**

1. 监测汇总表

| 监测项目 | 标本总数(支) | 合格标本(支) | 不合格标本(支) | 合格率(%) |
|---|---|---|---|---|
| 物体表面 | | | | |
| 消毒内镜 | | | | |
| 灭菌器生物监测 | | | | |
| ⋮ | | | | |

2. 分析评价(不合格原因、采取措施的有效性、与去年情况进行比较⋯⋯)

**二、1—12 月手卫生监测管理情况**

1. 监测汇总表

| 监测项目 | 医生 | 护士 | 医技 | 物业工人 | …… |
|---|---|---|---|---|---|
| 手卫生依从率(%) | | | | | |
| 手卫生知晓率(%) | | | | | |
| 手卫生正确率(%) | | | | | |
| ⋮ | | | | | |

2. 分析评价(监测内容的执行情况、实施措施的有效性、与去年情况进行比较……)

**三、1—12 月医院感染病例监测情况**

1. 医院感染病例、病原学送检、感染部位、置管部位感染、手术部位感染……监测汇总表。

2. 分析评价(医院感染发生率、漏报率、病原学送检率……与去年比较、采取措施的有效性)

**四、多重耐药菌监测汇总分析**

……

**五、职业暴露监测情况汇总分析**

……

×××卫生院 院感科

年 月 日

**现场评价：**

1. 现场查看资料,如果持续改进涉及布局流程改造、设施设备更新需留有相关记录,如请示报告、会议记录或图片等。

2. 台账建议归在医院感控"感控监测"资料盒——监测管理册。

## 3.5.3 手卫生管理

**【C-1】定期开展手卫生知识与技能的培训,并有记录。**

**要求：**

1. C标准:医院每年定期开展全员手卫生知识培训和手卫生知晓率调查,医务人员掌握手卫生知识和正确的手卫生方法,医务人员手卫生知晓率100%达标。医院为临床科室配备有效、便捷、适宜的手卫生设施和手卫生用品,符合《医务人员手卫生规范》(WS/T313－2019)管理要求。

2. B标准:医院院、科二级感控管理组织定期开展手卫生规范质控督查,定期开展医务人员手卫生依从性监测,并定期进行分析总结,明确存在的问题,积极整改。医务人员手卫生依从性≥70%,洗手方法正确率≥70%。

3. A标准:医务人员手卫生依从性≥80%,洗手方法正确率≥80%。

上传支撑材料：

本年度医院手卫生知识与技能培训资料 1 份(含培训通知、签到表、课件、照片、考核、总结)。

操作指导：

1. 医疗机构年度感控培训教育计划里有手卫生培训内容，院、科二级感控组织需结合医院实际，开展形式多样的手卫生知识与技能培训工作并有记录。

2. 医务人员应掌握手卫生知识和正确的手卫生方法。设有病区的医院还应对病区陪护人员进行手卫生知识和技能培训。

3. 手卫生培训资料需含有培训通知、签到表、课件、照片、考核、总结。签到表里物业工勤人员要有标注，培训总结中手卫生知识知晓率要有物业工勤人员情况统计。

4. 培训签到表建议标注科室、姓名，便于上传资料时识别医护、医技、后勤物业工人等医院各类工作人员接受培训情况。

现场评价：

1. 现场查看相关培训资料。

2. 台账建议归在医院感控"感控培训"资料盒——培训记录册。

3. 科室感控组织也应有本科室手卫生培训相关资料。

【C-2】手卫生设施种类、数量、安置的位置、手卫生用品等符合《医务人员手卫生规范》(WS/T 313-2009)要求。

上传支撑材料：

1. 普通病区(诊室)手卫生设施图片(标注科室)。

2. 重点科室(手术室或口腔科)手卫生设施图片(标注科室)。

3. 医院上季度重点科室手卫生耗材领用记录(原始材料)。

4. 医院上季度手卫生耗材领用记录及总务科出入库记录各 1 份(原始材料)。

操作指导：

1. 根据《医务人员手卫生规范》(WS/T 313-2019)管理要求，医院应配备有效、便捷、适宜的手卫生设施和用品，包括洗手池、水龙头、流动水、洗手液、干手用品、手消毒剂、洗手操作流程图等。

2. 重点科室根据工作要求还需配备非手触式水龙头。手术科室应配备外科洗手操作流程图。

3. 医院总务库能提供手卫生耗材入库和科室领用出库记录。

4. 上传支撑材料提供的手卫生设施图片包括洗手池、洗手图、洗手液、干手纸，并标注科室。

现场评价：

1. 现场查看普通科室和重点科室手卫生相关设施配备情况。

2. 医院总务库手卫生耗材入库和科室领用出库记录。

【C-3】医务人员手卫生知晓率 100%。

上传支撑材料：

1. 医务人员知晓手卫生知识调查问卷 1 份(原始表格)。

2. 上季度医务人员手卫生知晓率调查统计表 1 份。

**操作指导：**

1. 医务人员手卫生知晓率要求 100% 达标。手卫生知晓率调查可针对不同人群分别进行。手卫生知晓率＝知晓手卫生知识人数/调查人数×100%。

2. 医疗机构每年有计划开展手卫生知晓率、手卫生依从性调查和监测，不断推进手卫生管理工作，提高手卫生依从性。

3. 医务人员知晓手卫生知识调查问卷、季度医务人员手卫生知晓率调查统计表参考表格如下：

---

**医务人员知晓手卫生知识调查问卷**

调查科室：_____ 调查日期：_____

职业类别：□医生　□护士　□医技　□其他_____

1. 手卫生是指：医务人员在从事职业活动过程中的洗手、卫生手消毒和外科手消毒的总称。□是　□否

2. 洗手方法是：用流动水和洗手液(肥皂)揉搓冲洗双手。□是　　□否

3. 卫生手消毒方法是：用手消毒剂揉搓双手。□是　　□否

4. 手卫生设施有：(多选题)
   □洗手池　　□水龙头　　□流动水　　□洗手液(肥皂)
   □干手用品　□手消毒剂

5. 当手部有血液或其他体液等肉眼可见的污染时，应洗手。□是　　□否

6. 手部没有肉眼可见污染时，宜使用手消毒剂进行卫生手消毒。□是　　□否

7. 下列情况时医务人员应先洗手，然后进行卫生手消毒：(多选题)
   □接触传染病患者的血液、体液和分泌物以及被传染性病原微生物污染的物品后
   □直接为传染病患者进行检查、治疗、护理或处理传染患者污物之后

8. 下列情况医务人员应洗手和/或使用手消毒剂进行卫生手消毒：(多选题)
   □接触患者前　□清洁、无菌操作前，包括进行侵入性操作前
   □接触患者黏膜、破损皮肤或伤口、血液、体液、分泌物、排泄物、伤口敷料等之后
   □接触患者后　□接触患者周围环境后，包括接触患者周围的医疗相关器械、用具等物体表面后

9. 洗手六步法，认真揉搓双手至少：　□10 s　□15 s

10. 医院手卫生管理部门有：(多选题)
    □感染管理　□ 医疗管理　□ 护理管理　□ 后勤保障

---

**××××年×季度医务人员手卫生知晓率调查统计表**

| 月份 | 医生(人) | 知晓率(%) | 护士(人) | 知晓率(%) | 技士(人) | 知晓率(%) | 其他(人) | 知晓率(%) |
|---|---|---|---|---|---|---|---|---|
| 1月 | | | | | | | | |
| 2月 | | | | | | | | |
| 3月 | | | | | | | | |
| 合计 | | | | | | | | |

现场评价:

1. 现场调查,询问院内工作人员。

2. 台账建议归在医院感控"感控培训"资料盒——培训记录册。

3. 科室感控组织也应有本科室手卫生培训相关资料。

**【B-1】有院、科二级对手卫生规范执行情况的监督检查,有整改措施。**

上传支撑材料:

1. 上季度医院工作人员手卫生督查记录(原始资料)。

2. 上季度医务人员手卫生依从性、正确性调查表(原始资料)。

3. 上季度手卫生管理督查存在问题及整改措施1份(提供相关佐证材料及图片)。

操作指导:

1. 院、科二级感控组织至少每季度1次对医务人员手卫生执行情况进行督查,督查内容包括手卫生设施配备是否完好、手卫生用品使用、工作人员手卫生知晓率、手卫生依从性、洗手方法正确性。并对督查中存在问题有整改措施(数据化),有记录。

手卫生依从率＝实做次数/应做次数×100%。洗手方法正确率＝正确的洗手次数/实际进行的洗手次数×100%。

2. 院、科二级感控组织正确使用医务人员手卫生依从性、正确性调查表。

3. 医、院手卫生依从性/正确性监测表参考格式如下:

**医院手卫生依从性/正确性监测表**

科室:＿＿＿＿＿＿＿＿＿＿＿＿＿＿＿＿＿＿ 调查日期:＿＿＿＿＿年＿＿＿＿＿月＿＿＿＿＿日

观察开始/结束时间:＿＿＿＿＿＿＿＿＿＿＿＿ 调查人员:＿＿＿＿＿＿＿＿＿＿＿＿＿＿＿

| 职业类别 | | 医生 | 职业类别 | | 护士 | 职业类别 | | 医技 | 职业类别 | | 工勤/护工 |
|---|---|---|---|---|---|---|---|---|---|---|---|
| 人数 | | | 人数 | | | 人数 | | | 人数 | | |
| 时机 | 洗手指征 | 操作 | 时机 | 洗手指征 | 操作 | 时机 | 洗手指征 | 操作 | 时机 | 洗手指征 | 操作 |
| 1 | □接触病人前<br>□清洁/无菌操作前<br>□接触体液后<br>□接触病人后<br>□接触患者周围环境后 | □手消液<br>□水洗<br>○无<br>○手套<br>□正确<br>□错误 | 1 | □接触病人前<br>□清洁/无菌操作前<br>□接触体液后<br>□接触病人后<br>□接触患者周围环境后 | □手消液<br>□水洗<br>○无<br>○手套<br>□正确<br>□错误 | 1 | □接触病人前<br>□清洁/无菌操作前<br>□接触体液后<br>□接触病人后<br>□接触患者周围环境后 | □手消液<br>□水洗<br>○无<br>○手套<br>□正确<br>□错误 | 1 | □接触病人前<br>□清洁/无菌操作前<br>□接触体液后<br>□接触病人后<br>□接触患者周围环境后 | □手消液<br>□水洗<br>○无<br>○手套<br>□正确<br>□错误 |

续表

| 职业类别：医生 | | | 职业类别：护士 | | | 职业类别：医技 | | | 职业类别：工勤/护工 | | |
|---|---|---|---|---|---|---|---|---|---|---|---|
| 人数： | | | 人数： | | | 人数： | | | 人数： | | |
| 时机 | 洗手指征 | 操作 | 时机 | 洗手指征 | 操作 | 时机 | 洗手指征 | 操作 | 时机 | 洗手指征 | 操作 |
| 2 | □接触病人前 □清洁/无菌操作前 □接触体液后 □接触病人后 □接触患者周围环境后 | □手消液 □水洗 ○无 ○手套 □正确 □错误 | 2 | □接触病人前 □清洁/无菌操作前 □接触体液后 □接触病人后 □接触患者周围环境后 | □手消液 □水洗 ○无 ○手套 □正确 □错误 | 2 | □接触病人前 □清洁/无菌操作前 □接触体液后 □接触病人后 □接触患者周围环境后 | □手消液 □水洗 ○无 ○手套 □正确 □错误 | 2 | □接触病人前 □清洁/无菌操作前 □接触体液后 □接触病人后 □接触患者周围环境后 | □手消液 □水洗 ○无 ○手套 □正确 □错误 |
| 3 | □接触病人前 □清洁/无菌操作前 □接触体液后 □接触病人后 □接触患者周围环境后 | □手消液 □水洗 ○无 ○手套 □正确 □错误 | 3 | □接触病人前 □清洁/无菌操作前 □接触体液后 □接触病人后 □接触患者周围环境后 | □手消液 □水洗 ○无 ○手套 □正确 □错误 | 3 | □接触病人前 □清洁/无菌操作前 □接触体液后 □接触病人后 □接触患者周围环境后 | □手消液 □水洗 ○无 ○手套 □正确 □错误 | 3 | □接触病人前 □清洁/无菌操作前 □接触体液后 □接触病人后 □接触患者周围环境后 | □手消液 □水洗 ○无 ○手套 □正确 □错误 |
| 4 | □接触病人前 □清洁/无菌操作前 □接触体液后 □接触病人后 □接触患者周围环境后 | □手消液 □水洗 ○无 ○手套 □正确 □错误 | 4 | □接触病人前 □清洁/无菌操作前 □接触体液后 □接触病人后 □接触患者周围环境后 | □手消液 □水洗 ○无 ○手套 □正确 □错误 | 4 | □接触病人前 □清洁/无菌操作前 □接触体液后 □接触病人后 □接触患者周围环境后 | □手消液 □水洗 ○无 ○手套 □正确 □错误 | 4 | □接触病人前 □清洁/无菌操作前 □接触体液后 □接触病人后 □接触患者周围环境后 | □手消液 □水洗 ○无 ○手套 □正确 □错误 |
| 5 | □接触病人前 □清洁/无菌操作前 □接触体液后 □接触病人后 □接触患者周围环境后 | □手消液 □水洗 ○无 ○手套 □正确 □错误 | 5 | □接触病人前 □清洁/无菌操作前 □接触体液后 □接触病人后 □接触患者周围环境后 | □手消液 □水洗 ○无 ○手套 □正确 □错误 | 5 | □接触病人前 □清洁/无菌操作前 □接触体液后 □接触病人后 □接触患者周围环境后 | □手消液 □水洗 ○无 ○手套 □正确 □错误 | 5 | □接触病人前 □清洁/无菌操作前 □接触体液后 □接触病人后 □接触患者周围环境后 | □手消液 □水洗 ○无 ○手套 □正确 □错误 |

注：观测者采用直接观察法，一次观察持续时间≤20分钟，全程记录被观察者手卫生时机执行情况。1名观察员不宜同时观察3个人以上，在观察手卫生依从性的同时观察手卫生操作的正确性。

**现场评价：**

1. 现场查看手卫生督查记录。

2. 台账建议归在医院感控"质控管理"资料盒——检查记录册。

3. 科室感控组织也应有本科室工作人员手卫生督查记录,如手卫生依从性/正确性调查表、存在的问题和整改措施相关资料。

**【B-2】随机抽查医务人员手卫生依从率≥70％,洗手方法正确率≥70％。**

**上传支撑材料：**

近期医院手卫生管理分析总结1份(提供相关佐证材料及图片)。

**操作指导：**

1. 医院感控专管员需定期对医院开展手卫生管理情况进行总结分析,对存在的问题整改措施落实情况进行追踪,提高医务人员手卫生依从性和洗手方法正确率。

2. 手卫生管理分析总结内容包括手卫生培训、知晓率调查、手卫生依从性、洗手方法正确率、手卫生用品使用、手卫生设施配备使用情况,并对存在的问题持续改进落实情况进行分析总结。

**现场评价：**

现场随机抽考科室医务人员洗手方法的正确性。观察医务人员在诊疗活动中手卫生依从性,并计算达标率。

**【A】随机抽查医务人员手卫生依从率≥80％,洗手方法正确率≥80％。**

**上传支撑材料：**

同【B-2】。

**操作指导：**

【B-2】上传的支撑材料能够满足【A】条款要求的,则此处不需要再上传支撑材料,可以直接自评【A】。

**现场评价：**

同【B-2】。

## 3.5.4 消毒及灭菌工作管理

**要求：**

1. C标准:设有消毒供应室、内镜室或口腔科、开展口腔器械消毒灭菌的医疗机构有满足消毒要求的消毒设施设备并定期进行检测,对使用中的消毒剂浓度和染菌量进行监测。无消毒供应室、委托第三方消毒服务机构的医疗机构应有委托协议书及第三方消毒服务机构的资质证明,配备污染器械物品和灭菌后清洗物品存放间。有医院消毒隔离制度和重点科室消毒隔离制度以及落实措施。

2. B标准:设有消毒供应室的医疗机构有清洗消毒灭菌技术操作及监测操作规程。委托第三方消毒服务机构的医疗机构有院内污染器械物品接收、无菌物品存储及发放标准操作规程。医院感控管理部门对医用耗材、消毒药械相关产品采购质量有监管,对消毒灭菌设施设备检测及使用中消毒剂监测结果定期进行分析、总结、反馈,及时整改。

3. A标准:医院感控管理部门对医院消毒灭菌工作至少每季度有质控督查,存在的问题有反馈,对落实情况有监管、评价,整改措施能体现持续改进,并有记录。

## 【C-1】有满足消毒要求的消毒设备、设施与消毒剂(可依托有资质的第三方机构)。

**上传支撑材料:**

1. 设有消毒供应室或口腔科、开展牙科器械清洗消毒灭菌工作的单位应提供:

(1) 消毒供应室的布局流程图1份(取得省、市消毒供应中心(室)合格证的单位可提供合格证图片)。

(2) 口腔科器械清洗、包装、消毒灭菌布局流程图1份。

(3) 内镜诊疗、清洗消毒及内镜与附件储存分区布局流程图1份。

2. 无消毒供应室、委托第三方消毒服务机构的医疗机构提供:

(1) 第三方机构的资质证明及委托协议各1份。

(2) 提供本单位污染器械物品暂存间室内外布局图片1张。

(3) 提供本单位灭菌器械物品交接发放间室内外布局图片1张。

**操作指导:**

1. 中心(卫生院)设有消毒供应室(或口腔科、牙科、器械科内清洗消毒灭菌)和内镜室的机构。应执行国家行业标准《医院消毒供应中心》(WS 310.1、310.2、310.3—2016)、《口腔器械消毒灭菌技术操作规范》(WS 506—2016)、《软式内镜清洗消毒技术规范》(WS 507—2016),做到分区明确、布局流程合理、标识清楚。清洗、消毒、干燥、包装、灭菌设备齐全。

2. 依托有资质的第三方机构负责医院可复用器械物品的清洗、包装、灭菌工作的,应有委托协议书和第三方资质证明。医院应设有污染物品收集暂存间、灭菌物品交接发放间。

**现场评价:**

1. 现场查看消毒供应室、口腔科设施设备(第三方机构资质及委托协议书,医院污染物品暂存间和无菌包交接发放间)。

2. 第三方机构的资质证明及委托协议(复印件)资料建议归在医院感控台账"组织管理"资料盒——资质协议册。

## 【C-2】定期对有关设备设施进行检测、对消毒剂的浓度和有效性等进行监测。

**上传支撑材料:**

1. 设有消毒供应室、内镜室或口腔科开展口腔器械消毒灭菌的医疗机构提供:

(1) 上年度清洗、消毒、灭菌设备检测记录1份。

(2) 最近一次灭菌器运行物理监测、化学监测和生物监测记录及报告各1份。

(3) 最近一次内镜室使用中消毒剂浓度和染菌量监测记录及报告各1份。

(4) 最近一次胃肠镜清洗消毒效果监测报告各1份(原始资料)。

2. 无消毒供应室、委托第三方消毒服务机构的医疗机构提供:

(1) 最近一次使用中消毒剂浓度监测和染菌量监测记录及报告各1份。

(2) 灭菌器械物品交接发放间物体表面监测报告1份。

**操作指导：**

1. 设有消毒供应室或口腔科、开展牙科器械清洗消毒灭菌工作的单位应开展清洗消毒器物理监测，对灭菌器进行物理、化学和生物监测，并有监测记录和监测报告。监测内容执行《医院消毒供应中心》(WS 310.3—2016)。

2. 医院每年需对灭菌器的温度、压力、时间参数进行监测（可委托第三方进行）。

3. 消毒供应室、口腔科应每季度对使用中消毒剂、物表、消毒物品进行卫生学监测并有记录。

消毒剂监测指：① 消毒剂浓度监测，如含氯消毒剂、戊二醛、邻苯二甲醛、酸性氧化电位水等。② 使用中消毒液染菌量监测，如碘附、氯己定、季铵盐类消毒剂。

消毒物品监测指消毒后直接使用的物品如胃镜、支气管镜、呼吸机管路等进行消毒效果监测（消毒后继续灭菌处理的物品一般不做消毒效果监测）。

**现场评价：**

1. 现场查看消毒供应室、口腔科检测、监测记录。

2. 院级感控台账里应有上述监测记录。此部分资料建议归在"感控监测"资料盒——消毒灭菌册。

3. 消毒供应室、内镜室、口腔科室感控小组有本科室相关监测记录。

**【C-3】有卫生院（中心）和重点部门消毒与隔离工作制度和落实措施，并执行。**

**上传支撑材料：**

1. 医院消毒隔离制度和重点科室消毒隔离制度（整篇文档）。

2. 最近一次重点科室消毒隔离质控检查表各 1 份（原始检查表）。

3. 最近一次医院消毒隔离质控检查存在问题的反馈及整改措施各 1 份。

**操作指导：**

1. 清洁消毒隔离是医院感染管理中最重要的基础感控内容，涉及医院各类人员和工作的各个方面，医疗机构应根据国家相关管理要求，制定符合本单位实际工作需要的医院清洁消毒与隔离制度和重点科室清洁消毒与隔离制度、标准操作规程 SOP、质控检查标准。

2. 院、科二级感控管理组织定期对消毒灭菌和消毒隔离工作进行质控检查，对存在的问题及时反馈，提出整改措施，落实持续改进工作并有记录，医院感控专管员每季度进行汇总分析。

3. 重点科室有手术室、消毒供应室、内镜室、血液净化室、口腔科、计划生育室、产房、新生儿室、中医微创治疗室、治疗室、换药室、注射室、检验科、急诊科、病房等。

**现场评价：**

1. 现场查看院、科二级感控组织相关制度、措施及落实情况。

2. 台账建议分别归在医院感控"制度管理"资料盒——职责制度册、操作规程册、质控标准册、"质控管理"资料盒——检查记录册、"组织管理"资料盒——会议记录册。

3. 相关重点科室感控小组也应有本科室的消毒隔离制度、操作规程 SOP、质控检查标准以及科内开展的质控记录。

**【B-1】职能部门对医用耗材、消毒隔离相关产品的采购质量有监管，对设备设施及消毒剂检测结果进行定期分析，有总结、反馈，及时整改。**

**上传支撑材料：**

1. 上季度职能部门对医用耗材、消毒隔离相关产品的采购索证监管记录 1 份(原始记录)。

2. 上季度职能部门对设施设备、消毒剂监测结果的分析,整改措施 1 份(原始记录)。

**操作指导:**

1. 医疗机构应建立医用耗材和消毒药械采购索证、验收、储存、发放、使用管理制度。临床科室不得自行采购医用耗材和消毒药械等相关产品。

2. 医院采购部门及库房管理人员,应建立医用耗材和消毒药械产品索证、验收、发放管理台账。配合医院感控专管员做好上述产品索证、储存、发放监管工作。

特别是实施侵入性操作的无菌医用耗材、消毒产品应执行国家《消毒产品卫生安全评价规定》(国卫监督发〔2014〕36 号文规定)。侵入性操作无菌医用耗材有手术耗材、血液透析耗材、内镜一次性活检钳、输血器、输液器、注射器、穿刺针、中医微创治疗用针刀、高值耗材等。

3. 医用耗材和消毒产品库房设置应选择阴凉干燥、通风良好的房间,配备温湿度仪、货架、地架、整理箱,分区或分柜存放并有标识,高值耗材应专柜存放。货架或地架距地面≥20 cm、距墙壁≥5 cm、距屋顶≥50 cm。

4. 感控专管员每季度对医院一次性无菌医用耗材、消毒药械索证、储存、使用情况进行督查,并有记录。

5. 感控专管员每季度对消毒设备设施检测、消毒剂监测结果进行分析,有总结、反馈及整改记录。消毒设备设施有灭菌器、清洗消毒机、紫外线灯、空气消毒机、床单元消毒机等。

6. 医院消毒药械和侵入性耗材索证管理督查表参考格式如下:

医院消毒药械和侵入性耗材索证管理督查表

科室(部门):＿＿＿＿＿　　　　检查日期:＿＿＿＿＿　　　　检查人员:＿＿＿＿＿

| 产品名称 | 规格型号 | 生产厂家提供的证件是否在有效期内 | | | | 经销商提供的证件是否在有效期内 | | | |
|---|---|---|---|---|---|---|---|---|---|
| | | 公司名称 | 生产企业许可证 | 消毒药械生产企业卫生许可证或医疗器械产品注册证 | 消毒药械卫生安全评价报告 | 公司名称 | 经营企业营业执照 | 经营企业许可证 | 业务员委托书 |
| | | | | | | | | | |
| | | | | | | | | | |
| | | | | | | | | | |
| | | | | | | | | | |
| | | | | | | | | | |
| | | | | | | | | | |
| | | | | | | | | | |
| | | | | | | | | | |
| | | | | | | | | | |

说明:抽查医院临床科室使用中的消毒药械和侵入性耗材索证资料。

现场评价：

1. 现场查看院级感控组织监管督查记录、检测(监测)记录、结果分析、总结材料、整改措施。

2. 台账建议归在医院感控"质控管理"资料盒——检查记录册。

### 【B-2】有消毒供应室清洗消毒及灭菌技术操作规范,有清洗消毒及灭菌监测程序、规范及判定标准。

上传支撑材料：

1. 设有消毒供应室的医疗机构提供：

(1) 清洗消毒、包装、灭菌技术标准操作规程 SOP 各 1 份(整篇文档)。

(2) 清洗消毒及灭菌监测操作规范、监测程序和判定标准各 1 份(整篇文档)。

(3) 前 6 个月灭菌器运行监测记录资料 1 份。

2. 委托第三方消毒灭菌的上传：

(1) 污染物品接收标准操作规程 SOP1 份(整篇文档)。

(2) 无菌物品存储标准操作规程 SOP1 份(整篇文档)。

(3) 无菌物品发放标准操作规程 SOP1 份(整篇文档)。

操作指导：

1. 设有消毒供应室的医疗机构应按照国家《医院消毒供应中心》(WS310.1、310.2、310.3——2016)中行业标准和消毒供应室建设管理规范要求制定消毒供应室清洗消毒、包装、灭菌技术操作规范。制定清洗、消毒及灭菌监测操作程序、操作规范和判定标准,并有清洗机、灭菌器运行物理监测记录、灭菌器生物监测记录。

2. 委托第三方消毒灭菌的医疗机构应制定污染物品接收标准操作规程 SOP、无菌物品存储标准操作规程 SOP、无菌物品发放标准操作规程 SOP。

3. 标准操作规程 SOP 制定推荐参考《医院感染预防与控制标准操作规程》(上海科学技术出版社)。

现场评价：

1. 现场查看相关规范、操作程序、标准。

2. 台账建议归在医院感控"制度管理"资料盒——操作规程册。

3. 消毒供应室台账里应有清洗消毒灭菌标准操作规程、灭菌器运行监测记录等资料。

### 【A】职能部门和相关部门对持续改进的情况进行追踪与成效评价,有记录。

上传支撑材料：

上季度医院消毒灭菌质控管理成效评价 1 份(佐证材料:存在的问题及持续质量改进相关资料如请示报告、整改图片等)。

操作指导：

1. 感控专(兼)职人员对医院消毒灭菌工作至少每季度有质控督查,对存在的问题有反馈、整改措施,持续改进工作落实并有记录。

2. 质控督查内容主要有:消毒供应室或口腔科清洗消毒灭菌监测;医院一次性侵入性医疗用品、消毒药械索证、储存、使用;重点科室消毒剂、消毒用品监测;重点科室消毒隔离工作落实等情况。

3. 季度医院消毒灭菌质控管理成效评价参考格式如下：

××××年×季度医院消毒灭菌质控管理成效评价

**一、重点科室消毒灭菌与隔离质控管理情况：**

　　1. 消毒灭菌监测情况：（消毒供应室、内镜室、口腔科）

| 监测内容 | 监测项目 | 抽检或送检件数 | 合格件数 | 合格率（％） |
|---|---|---|---|---|
| 清洗质量及效果 | 清洗后待灭菌器械物品清洗效果 | | | |
| 消毒质量及效果 | 消毒后内镜、呼吸机管路…… | | | |
| 灭菌质量及效果 | B－D测试、生物监测 | | | |
| 消毒剂监测 | 消毒剂浓度、染菌量 | | | |
| 环境卫生学监测 | 空气、物体表面…… | | | |

　　2. 消毒隔离质控管理情况：

**二、医用耗材与消毒药械管理情况：**

　　1. 消毒药械与侵入性耗材管理情况：……

　　2. 消毒设施设备检测管理情况：……

**三、存在问题的原因分析：**……

**四、整改措施及持续质量改进：**……

×××卫生院 院感科<br>年 月 日

**现场评价：**

1. 现场查看院级感控组织台账里质控开展情况记录。

2. 台账建议归在医院感控"质控管理"资料盒——质控管理册和检查记录册、"组织管理"资料盒——会议记录册。

# 3.6 医疗废物管理

医疗废物和医院污水管理台账资料，可分别建立"组织管理、制度管理、质控管理、教育培训、污水监测、职业防护"等文件册，并将相应条款材料放入"医疗废物管理""医院污水管理"资料盒内。

## 3.6.1 医疗废物和污水处理管理制度

**要求：**

1. C标准：医院有健全的医疗废物和污水处理管理组织，完善的管理制度和岗位职责。配备专人负责医疗废物处置和污水处理工作，工作人员上岗前接受相关管理知识和业务知识培训,履行各自岗位职责。

2. B标准:医院职能部门能定期对医疗废物和污水处理开展质控管理,并有记录。

3. A标准:医院职能部门根据卫生监督部门、环保部门和院内监管工作,对医疗废物和污水处理质控检查存在的问题进行反馈,有整改措施和持续改进跟踪检查评价记录。

【C-1】有医疗废物和污水处理管理规章制度和岗位职责。

**上传支撑材料:**

1. 医院医疗废物管理规章制度及岗位职责(封面、目录)。

2. 医疗废物暂存处上墙制度和处置流程(图片或文档)。主要有医疗废物管理制度,医疗废物暂存处管理制度,医疗废物交接登记制度,医疗废物运送流程,医疗废物流失、泄露、扩散应急处置流程(预案)。

3. 使用后未被污染输液瓶(袋)暂存处上墙制度和处置流程(图片或文档)。主要有使用后未被污染输液瓶(袋)集中回收处置管理制度,使用后未被污染输液瓶(袋)分类收集制度,使用后未被污染输液瓶(袋)交接登记制度,使用后未被污染输液瓶(袋)运送流程。

4. 医院污水处置室上墙制度和操作流程(图片或文档)。主要有医院污水处理管理制度、医院污水处理监测制度、医院污水处置操作规程。

5. 如有城市排水许可证也可上传。

**操作指导:**

1. 依据国家医疗废物和污水处理管理法规及规定,制定符合本单位实际工作需要的管理制度和岗位职责。

2. 医疗废物管理制度有:医疗废物管理制度,医疗废物暂存处管理制度,医疗废物分类收集、运送、暂时贮存制度,医疗废物交接登记制度,医疗废物管理教育培训制度,医疗废物处置人员职业防护制度,医疗废物流失、泄露、扩散应急预案等。

医疗废物管理岗位职责有:医疗废物管理组织职责、医务人员职责、医疗废物收集运送人员岗位职责。

3. 使用后未被污染输液瓶(袋)管理制度有:使用后未被污染输液瓶(袋)集中回收处置管理制度、使用后未被污染输液瓶(袋)分类收集制度、使用后未被污染输液瓶(袋)交接登记制度、使用后未被污染输液瓶(袋)暂存处管理制度。

4. 医院污水处理管理制度和岗位职责有:医院污水处理管理制度、医院污水处理监测制度、医院污水处置操作规程、医院污水处置工作人员岗位职责。

5. 医疗废物暂存处、污水处理站应有相应管理制度、应急处置流程、污水处置操作流程上墙。

6. 医疗废物暂存地、使用后未被污染输液瓶(袋)暂存地、污水处理站建设及设施设备配备应符合国家相关管理要求。

**现场评价:**

1. 现场查看医疗废物、医院污水处理、使用后未被污染输液瓶(袋)管理相关的制度和岗位职责。必要时询问相关人员对制度职责的掌握情况。

2. 台账建议归在医院"医疗废物管理""医院污水管理"资料盒——制度管理册。

【C-2】明确专(兼)职人员负责医疗废物和污水处理工作,上岗前经过培训。

**上传支撑材料:**

1. 医疗废物、医院污水处理管理领导小组红头文件各1份。

（红头文件附件：医疗废物、医院污水处理管理组织工作职责。）

2. 医疗废物、医院污水处理专（兼）职人员接受岗前培训记录各1份。

（如有医院污水处理上岗证也应上传。）

3. 近一年医疗废物、医院污水处理专（兼）职人员接受培训教育记录各1份。

**操作指导：**

1. 医院应成立医疗废物、污水处理管理领导小组。小组成员和专（兼）职管理人员，职责明确，有红头文件。

组长：中心主任（院长）。

副组长：分管副主任（副院长）。

组员由职能科室、临床科室负责人、感控专（兼）职人员组成。职能科室：总务科、医务科、护理部、药剂科。

业务科室：全科医疗、公卫科、中医科、检验科、手术室、口腔科、内镜室、血透室、村卫生室（所）、社区卫生服务站等。

附件：医疗废物和污水处理管理组织职责。

2. 医院应配备负责医疗废物、污水处置专（兼）职工作人员，并接受岗前培训，掌握医疗废物、医疗污水处置工作要求、监测操作、职业防护等内容。负责污水处置工作人员需接受专业岗位培训，并能提供岗前培训证书或近一年接受岗位培训的相关材料。鼓励持证上岗，可有不同形式的培训证。

**现场评价：**

1. 现场查看人员培训记录。必要时询问医疗废物、污水处理工作人员对培训知识点的掌握情况。

2. 台账建议归在医院“医疗废物管理”“医院污水管理”资料盒——组织管理册、培训记录册。

**【B】职能部门对制度与岗位职责落实情况开展监管，并有记录。**

**上传支撑材料：**

1. 职能部门近期对医疗废物监管质控记录1份（原始材料）。

2. 职能部门近期对医院污水处理监管质控记录1份（原始材料）。

**操作指导：**

1. 医院职能部门总务科和感控专（兼）职人员，应根据医疗废物、污水处理相关制度及岗位职责要求，每月对医疗废物、污水处理进行监管质控，并对监管质控结果进行记录。

2. 医疗废物和使用后未被污染输液瓶（袋）的监管质控内容可在临床科室感控检查表中体现。

**现场评价：**

1. 现场查看总务科、医院感控管理部门监管记录。

2. 台账建议归在医院“医疗废物管理”“医院污水管理”资料盒——检查记录册。

**【A】根据监管情况，对医疗废物和污水处理管理工作持续改进、追踪与成效评价，有记录。**

**上传支撑材料：**

1. 上年度医疗废物管理质控成效评价总结 1 份(佐证材料:质控检查记录、反馈会议记录、存在的问题及持续改进相关图片)。

2. 上年度医院污水处理管理质控成效评价总结 1 份(佐证材料:质控检查记录、反馈会议记录、存在的问题及持续改进相关图片)。

**操作指导:**

1. 医院有卫生监督部门、环保部门、本院职能部门对医疗废物管理质控检查发现问题的反馈、整改措施、持续改进、跟踪检查、评价记录。

2. 医院有卫生监督部门、环保部门、本院职能部门对污水处理运行管理、污水处理监测质控检查发现问题的反馈、整改措施、持续改进、跟踪检查、评价记录。

3. 医疗废物、医院污水处理管理质控成效评价总结,参考格式见 3.5.4【A】。

**现场评价:**

1. 现场查看总务科、医院感控管理部门工作成效评价记录。

2. 台账建议归在医院"医疗废物管理""医院污水管理"资料盒——检查记录册、会议记录册。

## 3.6.2 医疗废物处置和污水处理

**要求:**

1. C 标准:中心(卫生院)医疗废物分类收集、转运、暂存、交接处置符合《医疗废物管理条例》要求。污水设施设备建设满足本机构需求,设立污水处理站的单位应规范管理要求,有设备正常运行日志与监测记录。医疗废物、污水处理符合环保要求,无环保安全事故。

2. B 标准:中心(卫生院)定期开展医疗废物管理教育培训。负责医疗废物处置和污水处理的工作人员有接受相关知识培训的记录。

3. A 标准:中心(卫生院)医疗废物全部交给有资质的医疗废物集中处置单位集中进行处置,转运交接记录完整。规范开展污水三类细菌(粪大肠菌、沙门氏菌、志贺氏菌)监测并达标。职能科室定期开展质控监管检查,有根据卫生监督、环保监管情况改进工作的具体措施,持续改进工作落实。

**【C-1】**医疗废物分类收集,并与生活垃圾分开存放,医疗废物的处理符合《医疗废物管理条例》要求,有运行日志。

**上传支撑材料:**

1. 医院医疗废物暂存地内、外图片各 1 份。

2. 医院医疗废物暂存地内医疗废物收集包装图片 1 份。

3. 医院临床科室医疗废物分类标识图片 1 份。

4. 医院医疗废物暂存地消毒登记资料 1 页。

5. 医院近 3 年医疗废物交接记录(运行日志)每年各 1 页(可以是全院的,也可以是单独科室的,原始材料)。

**操作指导:**

1. 医疗废物暂存处设施建设应符合管理要求。医疗废物标识规范,有防渗漏、防鼠、防蚊蝇、防蟑螂、防盗设施,有消毒处置用品和记录。

2. 医疗废物产生科室应规范医疗废物分类放置,规范使用医疗废物垃圾袋和利器盒并有交接登记。注明产生科室、日期、类别、重量、经办人等,交接登记本至少保存3年。

**现场评价:**

1. 现场查看医疗废物暂存地设施建设情况,医疗废物分类收集的种类、重量记录是否与医疗废物处置单位一致,查看暂存地消毒登记等相关记录。

2. 现场查看产生医疗废物的临床科室医疗废物分类处置情况,院内医疗废物每日交接记录。使用中的医疗废物交接登记本在科室或暂存地留存。

3. 每年度医疗废物交接登记本建议归在医院"医疗废物管理"资料盒。

### 【C-2】建有污水处理设施并运转正常,有运行日志与监测的原始记录。

**上传支撑材料:**

总务科近3年每年其中某日污水处理运行日志及余氯监测记录各1页。

**操作指导:**

1. 未设立污水处理站的单位,污水处理设施应满足本机构需求。

2. 设有污水处理站并有污水处理设施设备的单位,采用含氯消毒剂消毒时,接触池出口总余氯每日监测不得少于2次,应建立污水处理运行日志,详细记录监测结果,留存原始记录至少3年。

3. 排放标准应符合《医疗机构水污染物排放标准》(GB 18466—2016)。一级标准:消毒接触池接触时间≥1 h,接触池出口总余氯3~10 mg/L。二级标准:消毒接触池接触时间≥1 h,接触池出口总余氯2~8 mg/L(排入终端已建有正常运行城镇二级污水处理厂的下水道的污水才可以执行二级标准)。

**现场评价:**

1. 现场查看医院污水处理设施运行、日常监测记录日志。

2. 现场查看排放标准是否符合规范要求(必要时查看试剂购入及使用记录)。

3. 台账建议归在总务科"医院污水管理"管理资料盒。

### 【C-3】医疗废物、污水处理符合环保要求,无环保安全事故。

**上传支撑材料:**

1. 最近一次卫生监督部门、环保部门对医疗废物、污水处理的检查资料1份(原始材料)。

2. 如有医疗废物、污水处理相关违规事件则应如实上传医院整改情况相关资料(原始材料)。

**操作指导:**

1. 医疗废物的处理及污水排放符合环保部门要求,无因医疗废物违规处置、污水违规排放导致的行政处罚与刑事处罚。

2. 医院应能提供卫生监督部门、环保部门来院检查的检查记录。

**现场评价:**

1. 现场查看相关资料。卫生监督部门、环保部门来院检查记录或存在问题的整改记录。

2. 台账建议归在医院"医疗废物管理""医院污水管理"资料盒。

**【B】**定期开展医疗废物处置和污水处理的培训，并有记录。

**上传支撑材料：**

1. 医院最近一次医疗废物管理及污水处理培训记录各1份（原始材料，含培训通知、签到表、培训课件、培训照片、培训考核、培训小结，签到表上需标明负责医疗废物处置及污水处理的工作人员）。

2. 负责污水处理的工作人员有外出参加培训的证书，也可提供。

**操作指导：**

1. 医院每年至少对全体工作人员开展一次医疗废物处置管理培训。培训需有通知、签到、课件、现场照片、考核、小结。

2. 遇有新规范发布或意外情况需及时组织培训，必要时进行相关应急演练。

3. 医院应积极安排负责医院污水处理的工作人员参加上级有关部门组织的培训，提高专（兼）职污水处理人员业务素质和工作质量。

**现场评价：**

1. 现场查看培训记录。必要时抽查相关人员对培训内容的掌握情况。

2. 台账建议归在医院"医疗废物管理""医院污水管理"资料盒——培训记录册。

**【A－1】**医疗废物全部由医疗废物集中处置单位集中进行处置。

**上传支撑材料：**

1. 医院与医疗废物集中处置单位合同文件1份（原始材料）。

2. 上月每日医疗废物重量统计表与《危险废物转运联单》各1份（原始材料）。

3. 检验科高危险医疗废物消毒登记记录（化学消毒或高压灭菌消毒）。没有高危险医疗废物的医疗机构此条需要有说明。

**操作指导：**

1. 医院应与医疗废物集中处置单位签订转运交接合同，并在有效期内。危险废物转运联单建议保存5年备查。

2. 医院检验科应建立高危险废物的消毒记录。执行《医疗废物管理条例》第十九条内容要求。医疗废物中病原体培养基、标本和菌种、毒种保存液等高危险废物，在交医疗废物集中处置单位处置前应当就地消毒。

**现场评价：**

1. 现场查看医院与医疗废物集中处置单位的合同文件、医疗废物转运交接记录等工作资料。

2. 台账建议归在医院"医疗废物管理"资料盒。检验科应有高危险医疗废物消毒记录。

**【A－2】**定期对污水进行相关监测，并达标。

**上传支撑材料：**

最近一次医院污水三类细菌检测报告1份（粪大肠菌、沙门氏菌、志贺氏菌）。

**操作指导：**

1. 医院应执行国家《医疗机构水污染物排放标准》（GB 18466—2016），落实医院污水处理管理制度,完善污水处理监测运行记录。

2. 采用含氯消毒剂消毒时,接触池出口总余氯每日监测不得少于 2 次。每月 1 次粪大肠菌群数监测;每季度 1 次沙门氏菌监测;每半年 1 次志贺氏菌监测。

**现场评价:**

1. 现场查看监测记录以及污水处理检测报告(相关数据是否达标)。

2. 此部分检测报告建议归在"医院污水管理"资料盒——监测记录册。

3. 污水处理站应提供日常运行日志和监测记录。

**【A-3】有根据监管情况改进工作的具体措施并得到落实。**

**上传支撑材料:**

1. 上年度职能部门对医疗废物存在的问题持续质量改进记录(原始记录)。

2. 上年度职能部门对污水处理存在的问题持续质量改进记录(原始记录,佐证材料包括监管部门检查记录、质控会议记录、存在的问题持续改进,涉及布局流程改造及设施设备配备相关图片资料)。

**操作指导:**

1. 根据卫生监督部门、环保部门对医院医疗废物、污水处理监管检查反馈中存在的问题,医院组织总务科和感控管理部门召开相关质控会议,针对存在的问题,提出整改措施。总务科和感控管理部门对整改效果进行追踪评价,有相关记录和图片资料。

2. 质控会议记录、质控持续质量改进记录格式参见 3.5.1【B-1】【B-2】。

**现场评价:**

1. 现场查看质量持续改进的相关记录、具体措施的落实情况。

2. 台账建议归在医院"医疗废物管理""医院污水管理"资料盒——检查记录册、会议记录册。

# 3.7 放射防护管理

放射防护管理台账可分类设置"组织管理、制度管理、质控管理、检测管理、职业防护管理"等资料盒,各条款材料归入相应资料盒内。

## 3.7.1 放射防护管理

**要求:**

1. C 标准:中心(卫生院)有健全的放射卫生防护管理小组,有健全的放射安全防护管理制度、各级各类工作人员岗位职责、技术操作规范,放射影像检查室门口警示标识和指示灯规范设置,放射设备及周围环境检测、个人放射剂量监测工作落实。

2. B 标准:职能部门能定期检查放射诊疗管理法律、法规、规章制度落实情况,保证放射诊疗的医疗质量和医疗安全。

3. A 标准:职能部门能定期对放射设备、操作人员的放射剂量监测结果进行分析、反馈和整改成效评价。

**【C-1】有院(中心)领导及专(兼)职人员组成的管理部门负责此项工作。**

**上传支撑材料:**

医院放射卫生防护管理小组文件及工作职责1份(原始文件)。

**操作指导:**

1. 卫生院:组建放射卫生防护管理小组,至少由分管副院长任组长。

2. 社区卫生服务中心:组建放射卫生防护管理小组,必须是由中心主任担任组长。

3. 放射卫生防护管理小组红头文件应有文号、日期并盖章。组长姓名后面注明职务,组员姓名后面注明所在科室及职务,管理组织职责及专(兼)职管理人员职责以附件形式呈现。

**现场评价:**

1. 现场查看医院放射卫生防护管理组织成立文件、工作制度。

2. 台账建议归在医院放射防护管理资料盒——组织管理册。

**【C-2】职能管理部门和相关人员熟悉有关规定,能够履行相关制度和岗位职责。**

**上传支撑材料:**

1. 放射安全防护管理制度和岗位职责(整篇文档)。

2. 放射安全事件应急处置预案(整篇文档)。

3. 放射科工作人员技术资格证书和近期体检报告。

4. 工作人员有大型医疗仪器上岗证也可以上传。

**操作指导:**

1. 根据《放射诊疗管理规定》与《放射卫生技术服务机构管理办法》,制定符合本院实际工作的放射防护管理制度、岗位职责、技术操作规范、放射安全事件应急处置预案。职能部门和放射科工作人员应熟悉相关管理规定,并认真执行。

2. 放射安全防护管理制度包括:放射安全管理(查对制度、危急值报告制度、质量与安全管理制度、报告审核制度等),放射防护管理(放射防护管理制度、个人剂量监测制度等),感控管理(清洁消毒与隔离制度、医疗废物管理制度等)。

3. 各级各类人员岗位职责包括:医生类职称职责、技师类职称职责、DR岗位职责、CT岗位职责等。

4. 放射科工作人员应具有放射人员技术资格证书。放射科工作人员每年进行职业健康体检。

**现场评价:**

1. 现场访谈,查看相关规定。

2. 台账建议归在医院放射防护管理资料盒——制度管理册。

**【C-3】每年一次对放射设备及周围环境进行检测并达标,有警示标志。**

**上传支撑材料:**

1. 最近的环境监测报告1份。

2. 影像检查室门口电离辐射警示标志及工作状态指示灯(图片)。

**操作指导:**

1. 放射科检查室门前醒目处张贴符合规范的警示标志,并有提示。

2. 放射科检查室门前有醒目的工作状态指示灯,灯箱应设立警示语句,且门灯联动。

**警示标志应符合规范:**

其背景为黄色,正三角形边框及电离辐射标志图形均为黑色,"当心电离辐射"用黑色粗等线体字。标牌的尺寸、形状和颜色及文字描述按《电离辐射防护与辐射源安全基本准则》(GB 18871-2002)制作,规格为 25 cm×30 cm。

**工作状态指示灯要求:**

机房门应具有闭门装置,且工作指示灯与机房门设立联动装置,达到门关指示灯亮的效果,灯箱警示语句为:射线有害,灯亮勿入。

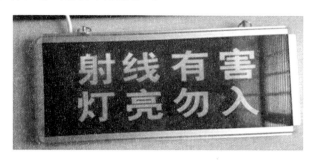

**现场评价:**

1. 现场查看放射科环评等相关报告,检查室门前警示标志和工作指示灯。

2. 台账建议归在医院放射防护管理"检测管理"资料盒。

**【C-4】制定工作人员和受检人员放射防护制度并配备相应设施。**

**上传支撑材料:**

1. 放射科工作人员和受检人员放射防护管理制度上墙图片各1张。

2. 受检孕妇、婴幼儿接受放射检查注意事项上墙图片各1张。

3. 放射科防护设备用品清单及维护保养记录(原始材料)。

(防护设备清单含设备名称、数量、购买日期、检测是否合格等。)

操作指导：

1. 制定本单位工作人员和受检人员放射防护制度并上墙。

2. 在检查室门前醒目处张贴孕妇、婴幼儿受检人员检查注意事项。

3. 配备相应防护设施设备，置于检查室内易取拿处。如铅衣、铅帽、铅围裙、铅眼镜、铅围脖、铅手套。剂量监测仪，个人剂量计工作人员需每人一个。

4. 制定防护设备清单，及时做好记录。其中检测内容可以自查，也可以委托有资质的单位检测，每年至少2次，确保防护有效。

现场评价：

1. 现场查看上墙制度和防护用品配备情况。

2. 台账建议归在医院放射防护管理资料盒——制度管理册、检测管理册。

**【C-5】每90天至少对放射工作人员进行1次个人剂量监测。**

上传支撑材料：

最近一次每个工作人员的个人剂量监测报告1份（原始材料）。

操作指导：

1. 影像科人员按照规定正确佩戴个人放射剂量计，接受放射剂量监测。外照射个人放射剂量监测周期一般为30天，最长不能超过90天。个人放射剂量监测周期最长是90天而不是3个月或1个季度。

2. 原则上应终生保存个人放射剂量监测档案，保存放射工作期间所有监测报告，原则上工作期间监测时间不可断档。

3. 个人放射剂量计应有本底对照，个人放射剂量计需每人一个，杜绝为节省开支多人共用的情况发生，本底可以是每科室一个。

现场评价：

1. 现场查看个人剂量监测报告。

2. 台账建议归在医院放射防护管理资料盒——防护管理册。

**【B】有根据监管情况进行改进的措施并得到落实，有记录。**

上传支撑材料：

1. 上月放射科质量与安全管理记录1份（原始材料）。

2. 上年度卫生监督部门的监督检查记录及持续质量改进记录1份（原始材料）。

操作指导：

1. 医院职能部门运用质量管理工具，定期（至少每季度一次）对放射科开展质量与安全管理质控检查，持续改进科室医疗质量，保障医疗安全。

2. 中心（卫生院）妥善保存卫生监督部门对放射科监管督查意见书，并能根据监管意见进行整改，做到有措施、有整改报告。

3. 放射科质量与安全管理考核内容包括：放射质量、仪器设备管理、患者安全、职业防护（放射剂量监测）、培训教育、感控管理等。

现场评价：

1. 现场查看监管记录。

2. 台账建议归在医院放射防护管理资料盒——质控管理册、会议记录册。

**【A】**职能部门对设备、操作人员的放射剂量检测结果进行定期分析,及时反馈和整改。

**上传支撑材料:**

上半年职能部门对设备、操作人员的放射剂量监测结果的分析、整改记录。

**操作指导:**

1. 职能部门定期(至少每半年一次)对放射科影像设备使用、检测、维护和操作人员放射剂量监测结果进行分析,特别是数值超标时应进行反馈、有整改措施,持续改进工作落实,并有记录。

2. 职能部门对影像设备、操作人员放射剂量检(监)测结果分析应与每次检(监)测同步,做到及时发现问题、及时整改落实。

3. 放射设备、操作人员放射剂量监测汇总分析报告参考格式如下:

---

**放射设备、操作人员放射剂量监测汇总分析报告**

**一、放射剂量检测情况汇总:**

  1. 个人放射剂量监测情况:监测人员、检测时间、剂量检测结果。

  2. 影像设备放射剂量检测情况:检测的设备、检测时间、剂量检测结果。

  3. 影像设备周围环境放射剂量检测情况:检测场所、检测时间、剂量检测结果。

**二、存在的问题分析:……**

**三、整改措施及持续改进成效评价:……**

××××卫生院 放射科

年　月　日

---

**现场评价:**

1. 现场查看相关分析结果,特别是反馈与整改记录。

2. 台账建议归在医院放射防护管理资料盒——质控管理册、会议记录册。

## 3.7.2　放射防护设备管理

**要求:**

1. C标准:中心(卫生院)有放射设备使用管理制度及操作规范,定期开展设备检测措施落实,每台影像设备都建立档案,使用、维护、检测、检修信息记录完善、准确。

2. B标准:中心(卫生院)有影像设备保养维护制度和操作流程。操作人员能认真执行日常保养和维护,定期对放射设备故障进行分析,并能落实整改措施。

3. A标准:中心(卫生院)有设备故障检修及维护记录,做到专人专管。每年对所有放射设备故障进行汇总分析,查找原因,提出整改,并有追踪评价。

**【C-1】**有保障设备使用管理的相关制度和规范。

**上传支撑材料:**

1. 放射诊疗许可证,放射诊疗许可范围(图片)。

2. 放射影像设备使用管理制度与操作规范(整篇文档)。

操作指导：

1. 应依据相应的条例及规定制定与本单位开展的诊疗项目相适应的放射设备使用管理制度及操作规范。

2. 制度与规范要涵盖所有设备和开展的项目，并能根据设备的变化及时更新制度与操作规范。

现场评价：

1. 现场查看相关制度及规范。

2. 台账建议归在医院放射防护管理"制度管理"资料盒。

### 【C-2】对设备实行统一保养、维修、校验和强检。

上传支撑材料：

1. 设备统一管理的文件或合同。

2. 上年度对放射影像设备年度大保养记录（CT 大保养 1 份）。

操作指导：

1. 中心（卫生院）应建立放射设备统一管理制度、定期检测制度与落实措施。有专人负责医学影像设备管理工作，职责明确。

2. 如委托第三方有资质机构对设备进行维护保养管理，应有合同文件，并建立维护保养记录。

3. 每台影像设备都需建立档案，记录设备型号、购置日期、保养维修、校验和强检记录等。

现场评价：

1. 查看相关管理制度、签约合同文件及影像设备维护记录。

2. 台账建议归在医院放射防护管理"组织管理""质控管理"资料盒。

### 【C-3】有设备使用情况的登记资料，信息真实、完善、准确。

上传支撑材料：

近期每台影像设备的使用登记资料（病人检查登记）各 1 页。

操作指导：

1. 每台影像设备应建立设备档案、维修手册、设备开关机记录、维修记录，记录信息应真实、完善、准确。

2. 建立病人影像检查登记本。

现场评价：

现场查看设备使用情况的登记资料以及相关记录。

### 【B-1】操作人员能执行日常保养和维护。

上传支撑材料：

1. 放射科影像设备保养与维护制度（整篇文档）。

2. 每台影像设备维护操作流程（整篇文档）。

3. 上月每台设备日常保养与维护记录各 1 页（CT 日常保养记录 1 页）。

操作指导：

1. 中心（卫生院）有影像设备保养维护制度和操作流程。操作人员能认真执行日常保养和维护。

2. 机房内配有温湿度计,保持机房温度为 15~28 ℃,湿度为 30%~60%,并有记录。

3. 放射科负责人每周、每月有督查记录。

**现场评价:**

现场查看日常保养和维护记录。

**【B-2】有放射医学设备故障维修情况的分析报告,用于指导设备的规范使用。**

**上传支撑材料:**

提供最近一次设备故障分析 1 份。

**操作指导:**

1. 中心(卫生院)定期有放射科医学设备故障维修情况的分析报告,如人为操作原因、使用不当、电压不稳、环境温湿度不达标、设备不兼容等。通过故障原因分析,制定整改措施,修订完善设备使用操作规程,指导工作人员规范操作。

2. 对放射设备使用期间发生的故障,应有每次发生的故障记录、原因分析、整改措施、措施追踪评价记录。

3. 放射科设备故障维修及分析记录参考格式如下:

| 放射科设备故障维修及分析记录 | |
|---|---|
| 发生故障日期_____年_____月_____日_____时_____分　　　记录人_____ | |
| 设备故障现象 | 描述设备故障时的现象或状况。 |
| 检修及维修情况 | 记录检修及维修情况。 |
| 设备发生故障后的应急处置 | 病人应急处置;报告科室负责人或分管领导;积极排查原因;通知工程师或第三方维保人员…… |
| 设备故障原因分析 | 操作环节、电源电压、环境、材料、监测…… |
| 整改措施 | 根据原因分析,提出整改措施。 |
| 效果评价 | 追踪整改措施落实情况。 |
| 　　　　　　　　　　　　　　科室负责人:_____<br>　　　　　　　　　　　　　　　　　年　　月　　日 | |

**现场评价:**

1. 现场查看分析报告。

2. 台账建议归在医院放射防护管理"质控管理"资料盒。

**【A】有根据放射装置使用监管情况分析提出整改措施并得到落实。**

**上传支撑材料:**

上年度对所有设备故障汇总分析及整改记录(佐证材料:设备故障记录或第三方监管分析记录,检测维修记录、质控会议记录、培训现场图片等持续改进措施落实资料)。

**操作指导:**

1. 建立设备检修及维护记录,专人专管,发现问题及时整改并有效落实。

2. 根据放射设备使用监管情况,每年至少 1 次对所有设备的故障进行汇总分析,对出现高频率故障的设备,依据第三方监管分析报告,认真分析查找故障原因,制定整改措施,修订操作规程,加强人员培训,落实整改成效评价。

3. 该条款达标还需提供整改措施落实过程中的相关佐证材料,如设备故障记录、第三方监管分析报告、检测维修记录、质控会议记录、培训现场图片等。

4. 年度放射科设备故障汇总分析报告参考格式:

---

### ××××年放射科设备故障汇总分析报告

**一、年度发生设备故障情况汇总:**

| 设备名称 | 使用次数统计(次) | 故障次数统计(次) | 设备故障发生率(%) | 上年度使用次数(次) | 上年度故障次数(次) | 上年度故障发生率(%) |
|---|---|---|---|---|---|---|
| DR | | | | | | |
| CT | | | | | | |
| ⋮ | | | | | | |

**二、故障原因分析:**……

**三、整改措施及持续改进成效评价:**……

××××卫生院 放射科

年　月　日

---

**评价方式方法:**

1. 现场查看整改措施。

2. 台账建议归在医院放射防护管理"质控管理"资料盒。

### 医院感染管理规范性文件

卫生部《医院感染诊断标准(试行)》(2001年)

卫生部《消毒管理办法》(2002年)

卫生部《突发公共卫生事件应急条例》(2003年)

国务院《医疗废物管理条例》(2003年)

卫生部《医疗卫生机构医疗废物管理办法》(2003年)

卫生部 环境保护总局《医疗废物分类目录》(2003年)

环境保护总局《医疗废物专用包装物、容器标准和警示标识规定》(2003年)

环境保护总局《医疗废物管理行政处罚办法》(2004年)

国务院《中华人民共和国传染病防治法》(2004年)

卫生部《医务人员艾滋病病毒职业暴露防护工作指导原则》(2004年)

卫生部《医疗机构传染病预检分诊管理办法》(2005年)

卫生部《医院感染管理办法》(2006年)

国务院《艾滋病防治条例》(2006年)

卫生部《血源性病原体职业接触防护导则》(GBZ/T 213—2008)

卫生部《医院感染监测规范》(WS/T 312—2009)

卫生部《医院隔离技术规范》(WS/T 311—2009)

卫生部《医院感染暴发报告及处置管理规范》(2009年)

卫生部《外科手术部位感染预防与控制技术指南(试行)》(2010 年)

卫生部《导管相关血流感染预防与控制技术指南(试行)》(2010 年)

卫生部《导尿管相关尿路感染预防与控制技术指南(试行)》(2010 年)

卫生部《医疗机构血液透析室管理规范》(2010 年)

卫生部《血液净化标准操作规程(2010 年版)》(2010 年)

国务院《突发公共卫生事件应急条例》(2011 年)

卫生部《多重耐药菌医院感染预防与控制技术指南(试行)》(2011 年)

卫生部《医疗机构消毒技术规范》(WS/T 367—2012)

卫生部《医院空气净化管理规范》(WS/T 368—2012)

卫生部《基层医疗机构医院感染管理基本要求》(2013 年)

卫计委《消毒产品卫生安全评价规定》(2014 年)

卫计委《预防接种工作规范》(2016 版)

卫计委《口腔器械消毒灭菌技术操作规范》(WS 506—2016)

卫计委《软式内镜清洗消毒技术规范》(WS 507—2016)

卫计委《医院医用织物洗涤消毒技术规范》(WS/T 508—2016)

卫计委《病区医院感染管理规范》(WS/T 510—2016)

卫计委《经空气传播疾病医院感染预防与控制规范》(WS/T 511—2016)

卫计委《医疗机构环境表面清洁与消毒管理规范》(WS/T 512—2016)

卫计委《医院感染暴发控制指南》(WS/T 524—2016)

卫计委《医院消毒供应中心 第 1 部分:管理规范》(WS 310.1—2016)

卫计委《医院消毒供应中心 第 2 部分:清洗消毒及灭菌技术》(WS 310.2—2016)

卫计委《医院消毒供应中心 第 3 部分:清洗消毒及灭菌效果监测》(WS 310.3—2016)

卫计委《医院感染管理专业人员培训指南》(WS/T 525—2016)

中医药管理局 卫计委《中医医疗技术相关性感染预防与控制指南》(2017 年)

卫健委《医疗机构门急诊感染管理规范》(WS/T 591—2018)

卫健委《医疗机构感染预防与控制基本制度(试行)》(2019 年)

卫健委《医务人员手卫生规范》(WS/T 313—2019)

环保总局《医院污水处理技术指南》(2010 年)

# 3.8　社区卫生服务中心(或卫生院)药事管理

## 3.8.1　药品管理

工作概况及达标情况:达 A 标准(或达 C 标准,或达 B 标准)。

C 标准:本社区卫生服务中心(或卫生院),设立药事管理与药物治疗管理组织,并有相关工作制度。有药品采购供应管理制度及流程,有药品贮存制度并执行,疫苗的流通、储存、领发、登记及使用符合有关规定。药品库存量及进出量、调剂室库存量及使用量定期盘点,账物相符。中药饮片相关管理制度健全,采购验收、储存、调剂、煎煮等符合相关规定,中药饮片代煎代配管理符合规定。有优先配备和使用基本药物有关规定并执行。

B标准:实行药品采购、贮存、供应计算机管理,根据药品用量、金额评估药品储备情况,药品储备适宜,与社区卫生服务中心(或卫生院)用药相衔接,满足临床用药需求。

A标准:持续改进有成效,药品供应、质量和数量管理制度落实到位。

**【C-1】设立药事管理与药物治疗管理组织,并有相关工作制度。**

**要求:**

1. 药事管理与药物治疗学组红头文件应有文号、日期并盖章。

2. 成员含药学、医务、护理、社区卫生服务中心(或卫生院)感染、临床科室等部门负责人。

3. 有职责分工,药学和医务负责人担任副主任委员。

4. 药事管理工作会议定期召开,每年不少于4次,有相应药事管理工作制度、工作记录。

**上传支撑材料:**

1. 社区卫生服务中心(或卫生院)药事管理与药物治疗管理组织成立文件(组织成立文件需要有红头文件并盖章)。

2. 药事管理与药物治疗学组管理工作制度。

3. 药事管理与药物治疗学组成员职责分工。

4. 药事管理与药物治疗学组工作记录。

5. 药事工作制度至少包括以下13项(封面、目录):

(1) 麻醉药品、精神药品、放射性药品、医疗用毒性药品管理制度,特殊药品管理应急预案。

(2) 药品类易制毒化学品的使用管理制度。

(3) 高危药品管理制度。

(4) 易混淆药品管理制度。

(5) 药品安全性监测管理制度。

(6) 抗肿瘤药物、血液制剂、生物制剂临床使用管理制度。

(7) 处方管理制度(包括处方管理实施细则、处方点评管理规范)。

(8) 退药管理制度。

(9) 药品召回管理制度。

(10) 超说明书用药管理制度。

(11) 患者使用自备药品管理制度。

(12) 抗菌药物临床应用监测与管理相关制度。

(13) 药品购入检查、验收制度、保管制度。

**现场评价方式:**

现场查看药事管理组织成立文件、管理制度、工作记录。

**【C-2】有药品采购供应等制度及流程,有药品贮存等制度及执行情况。**

**要求:**

1. 药品采购供应制度、流程、采购计划审批记录。

2. 药品贮存、管理制度、贮存养护记录。

3. 药品储存情况、条件设施,根据管理要求分柜分类存放。

4. 药品入库验收、退货药品管理制度,记录。

**上传支撑材料:**

1. 药品采购供应管理制度与流程,采购审批记录(封面、目录)。

2. 药品贮存管理制度、养护记录。

3. 药房药品分类分柜储存情况、条件设施。

4. 特殊药品专柜存放记录。

5. 药品入库验收、退货记录。

**现场评价方式:**

现场查看相关制度、工作记录以及执行情况。

**【C-3】疫苗的流通、储存、领发、登记及使用等各环节符合规定。**

**要求:**

1. 机构疫苗来源,(年内)票、账、货、款一致。

2. 接收疫苗应索取储存运输全程的温度记录(不是所有的机构都有),应粘贴在入库记录单上。

3. 机构内冷链应完好,储存疫苗按规定记录冷链设备温度。疫苗储存符合要求。

4. 疫苗领发登记信息(名称、规格、生产批号、数量、有效期、生产企业等)完整正确。

5. 接种记录完整(品种、生产企业、最小包装单位识别信息、批号、有效期、接种时间、接种医护、受种者基本信息等)。

**上传支撑材料:**

1. 疫苗接种、储存、运输等各项管理制度及流程。

2. 冷链管理停电应急管理预案、冷链温度监测记录、机构冷链系统供电证明。

3. 疾控中心下发的转运单和机构疫苗流转单,带单位名称的疫苗接种和预防接种系统界面。

**现场评价方式:**

现场查看相关制度、设备设施、工作记录等。

**【C-4】药品库存量及进出量、调剂室库存量及使用量定期盘点,账物相符。**

**要求:**

1. 药房库存药品要求每季度盘点。

2. 要有库存药品盘点制度,体现实库存管理。

3. 库存药品盘点记录。

**上传支撑材料:**

1. 库存药品盘点制度。

2. 库存药品盘点工作记录(时间、人员、照片)。

3. 上季度盘点记录1份。

4. 如有盘点差错,应有原因分析与培训记录。

现场评价方式：

现场查看制度记录，抽查药品。

**【C-5】中药饮片相关管理制度健全，采购验收、储存、调剂、煎煮等符合相关规定。**

要求：

1. 相关管理制度健全。

2. 中药饮片验收人员必须是具有相应资质的专业技术人员。根据《医院中药饮片管理规范》第九条，负责中药饮片验收的，在二级以上社区卫生服务中心（或卫生院）应当是具有中级以上专业技术职称和饮片鉴别经验的人员；在一级社区卫生服务中心（或卫生院）应当是具有初级以上专业技术职称和饮片鉴别经验的人员。

3. 按照《药典（2015 版）》一部规定方法对每一批次中药饮片进行逐批验收。

4. 验收中药饮片时，验收人员应当对品名、产地、生产企业、产品批号、生产日期、合格标识、质量检验报告书、数量、验收结果及验收日期逐一登记并签字（验收记录）。

5. 中药饮片直接存放药斗需要有装斗、清斗记录。饮片连药品包装袋一同存放药斗中需要保留药品合格证。

6. 中药饮片调配后应该复核后再发出，调剂台及时清理。

7. 中药饮片计量器具需要定期效验。

8. 煎药室管理要求：煎药室布局合理，设有储藏（药）、准备、煎煮、清洗等功能区域。煎药室具有有效的通风、除尘、防积水以及消防等设施。储药容器用前消毒，用后清洗，参照2009 年《医疗机构中药煎药室管理规范》第二十五条煎药设备管理标准。设施、容器使用前应确保清洁，要有清洁规程和每日清洁记录。用于清扫、清洗和消毒的设备、用具应放置在专用场所妥善保管。有一名中药师负责指导和督促日常工作（记录）。内服、外用分开。

9. 中药饮片实行外包代煎代配方式的要有合作协议、代煎代配管理制度、处方调配质量检查记录。

**上传支撑材料：**

1. 中药饮片各项管理制度、工作记录。

2. 有煎药室需提供管理制度、工作记录、煎药室布局图。

3. 外包代煎代配方式提供合作协议、调配处方质量检查记录。

**现场评价方式：**

查看现场，查看工作记录。

**【C-6】有优先配备和使用基本药物的有关规定并执行。**

要求：

1. 有基本药物优先使用管理办法（配备、引进流程、保证被优先使用的相关措施）。

2. 基本药物使用金额占全部药品总金额的比例，执行各地方卫生行政部门的规定（无全国标准）。

3. 处方点评体现优先使用基本药物指标，公示基本药物使用比例。

**上传支撑材料：**

1. 基本药物优先使用管理办法与制度内容。

2. 体现基本药物优先使用的佐证材料(机构监管各科室基本药物使用比例公示情况,处方点评中基本药物使用情况)。

**评价方式方法:**

现场查看基本药物使用情况。

**【B-1】实行药品采购、贮存、供应计算机管理。**

**要求:**

1. HIS 药品管理计算机软件系统与社区卫生服务中心(或卫生院)整体信息系统联网运行情况,对药品价格及其调整、医保属性等信息实现综合管理情况。

2. 药库和调剂室药品进、销、存、使用等实时系统管理情况。

**上传支撑材料:**

1. 最近的药品电子采购单截屏。

2. 药品的入库、出库及库存情况截屏。

**评价方式方法:**

现场查看。

**【B-2】根据药品用量、金额评估药品储备情况,药品储备适宜,与社区卫生服务中心(或卫生院)用药相衔接,满足临床用药需求。**

**要求:**

建立科学的药品储存管理制度,记录不同药品储存条件的落实情况。定期检查总结药品采购供应制度的执行情况,评估药品储备情况,有分析报告和改进措施。

**上传支撑材料:**

1. 药品储存管理制度。

2. 药品采购制度执行情况与药品储备评估情况总结报告各 1 份,体现数据化。

3. 药品储存照片体现不同性质药品的储存条件及管理要求。

**现场评价方式:**

现场查看,并填写附表 6。

**【A-1】持续改进有成效,药品供应、质量和数量管理制度落实到位。**

**要求:**

1. 对药品使用情况监测管理,每季度对用量前十名的药品变化情况进行数据分析。

2. 职能部门至少每季度一次进行药品质量监管考核,结果反馈,药房对考核结果有情况分析,体现持续改进成效。

**上传支撑材料:**

1. 上季度的药品用量监测分析报告。

2. 药品质量管理定期考核制度。

3. 本社区卫生服务中心(或卫生院)的药品质量控制管理体系。

4. 药品质量管理考核记录及持续改进分析。

**现场评价方式:**

现场查看药品质量管理记录及分析结果。

## 3.8.2 临床用药

工作概况及达标情况:达 A 标准(或达 C 标准,或达 B 标准)。

C 标准:社区卫生服务中心(或卫生院)临床药物治疗遵循合理用药原则、药品说明书、临床诊疗指南及临床路径等相关规定。建立抗菌药物临床应用和管理实施细则及抗菌药物分级管理制度。

B 标准:建立健全抗菌药物临床应用管理工作制度和监督管理机制,满足临床用药需求,有临床用药监控体系,有干预和改进措施。

A 标准:职能部门对药物临床应用进行监测与评价,有持续改进的成效。

【C-1】临床药物治疗遵循合理用药原则、药品说明书、临床诊疗指南及临床路径等相关规定。

要求:

1. 社区卫生服务中心(或卫生院)应有临床合理用药管理制度或者规定、处方调配制度。

2. 处方合格率、抗菌药物使用率、糖皮质激素使用率达标。

上传支撑材料:

1. 临床合理用药相关管理制度和细则(封面及内容)。

2. 上季度药品使用、抗菌药物使用检查情况汇总,体现数据化。

现场评价方式:

抽查处方。

【C-2】建立抗菌药物临床应用和管理实施细则及抗菌药物分级管理制度。

要求:

1. 有抗菌药物临床应用管理实施细则、分级管理目录。

2. 抗菌药物处方权管理规定。

3. 各级医师使用抗菌药物的处方权限目录。

4. 抽查处方、门诊病历,查看有无违规越级处方的现象、有无特殊使用级抗菌药物的处方。

上传支撑材料:

1. 抗菌药物临床应用管理实施细则。

2. 本机构抗菌药物分级管理制度、分级管理目录。

3. 抗菌药物使用备案表。

4. 社区卫生服务中心(或卫生院)医师抗菌药物使用授权表。

5. 药师抗菌药物调配授权表。

现场评价方式:

查看相关管理制度、备案材料。

【B-1】建立健全抗菌药物临床应用管理工作制度和监督管理机制。

要求:

1. 医疗机构成立抗菌药物临床合理应用管理小组,主要负责人是抗菌药物临床应用管理第一责任人,将抗菌药物临床应用管理作为医疗质量和社区卫生服务中心(或卫生院)管理的重要内容纳入工作安排。

2. 临床科室负责人是本科室抗菌药物临床应用管理的第一责任人,将抗菌药物临床应用管理作为本科室质量考核,并纳入医师能力评价。

3. 医师和药师抗菌药物临床应用知识和规范化管理培训,有考核记录。

**上传支撑材料:**

1. 抗菌药物合理应用管理小组成立的红头文件,有文号、日期、盖章。

2. 抗菌药物临床合理应用监管资料(封面,内容,监测记录报表,抗菌药物处方点评记录)。

3. 各科室签订的抗菌药物合理应用责任书。

4. 社区卫生服务中心(或卫生院)抗菌药物合理应用培训考核记录(培训内容、照片、签到,考试成绩表)。

**现场评价方式:**

现场查看相关制度和监管资料。

【B-2】满足临床用药需求,有临床用药监控体系,有对超说明书用药的规范管理措施,有干预和改进措施。

**要求:**

1. 有临床用药监控体系。

2. 有超说明书用药管理规范措施。

3. 建立临床超常用药预警制度和流程。

4. 有临床超常用药趋势及时干预和改进的记录。

5. 有不合理处方干预的记录。

**上传支撑材料:**

1. 临床合理用药监测佐证,临床用药监测记录。

2. 超说明书用药相关规定工作记录。

3. 超常用药预警制度和流程。

4. 临床超常用药趋势及时干预和改进的记录。

5. 不合理处方干预的记录。

**现场评价方式:**

现场查看监测记录及分析改进报告。

【A】职能部门对药物临床应用进行监测与评价,有持续改进的成效。

**要求:**

医务科和质控管理等相关职能部门定期检查,分析检查结果,整改、反馈、效果评价,形成闭环管理。

**上传支撑材料:**

药物临床应用监测评价报告(上季度)。

现场评价方式：

现场查看评价报告。

### 3.8.3 处方管理

工作概况及达标情况：达 A 标准（或达 C 标准，或达 B 标准）。

C 标准：处方是医师为患者防治疾病需要用药而开写的书面文件，是药房调配、发药的书面依据；是追查医疗责任，承担法律责任的依据。因此处方具有法律上、技术上和经济上等多方面的意义。根据《处方管理办法》制定本单位处方管理实施细则，对注册执业（助理）医师处方权、医嘱或处方开具等有明确要求。按照《医院处方点评管理办法（试行）》等文件要求制定处方点评制度并实施。每月至少抽查 50 张门、急诊处方（含中药饮片处方）进行点评。

B 标准：处方评价结果纳入质量考核目标，实行奖惩管理，对不合理处方进行干预，并有记录可查。

A 标准：有案例证实，根据点评结果，落实整改措施，持续促进合理用药。

**【C‑1】根据《处方管理办法》制定本单位处方管理实施细则，对注册执业（助理）医师处方权、医嘱或处方开具等有明确要求。**

**要求：**

1. 有处方管理办法实施细则。

2. 医师处方签名或签章式样，分别在医务科、药剂科或药房留样备案。医师在处方和用药医嘱中的签字或签章与留样一致。

**上传支撑材料：**

1. 处方管理办法实施细则的内容。

2. 上年度医师处方签名备案表。

**现场评价方式：**

现场访谈，查看机构相关制度。

**【C‑2】按照《医院处方点评管理办法（试行）》等文件要求制定本机构处方点评制度并实施。**

**要求：**

1. 有处方点评制度，组织健全，责任明确，有处方点评实施细则和执行记录。

2. 处方点评制度及实施方案（将点评结果、奖惩管理纳入质量考核）。

3. 处方点评、通报、干预记录。

**上传支撑材料：**

1. 医疗机构处方点评管理制度。

2. 处方点评组成立文件、工作记录。

**评价方式方法：**

现场查看处方点评相关制度、工作记录。

**【C-3】每月至少抽查 50 份门、急诊处方(含中医饮片处方)和 10 份出院病历进行点评。**

要求:

1. 每月处方点评结果通报。

2. 卫生院抽取 50 份处方和 10 份出院病历。社区卫生服务中心抽取 50 份处方,无病历。

上传支撑材料:

1. 上季度处方医嘱点评结果通报 1 份。

2. 处方问题改进报告 1 份(处方点评小组)。

评价方式:

现场查看处方点评结果。

**【B-1】处方评价结果纳入质量考核目标,实行奖惩管理。**

要求:

1. 机构应定期对处方进行评价,将评价结果纳入医疗质量控制中(文件体现)并进行应用,进行绩效考核。

2. 实行奖惩管理。

上传支撑材料:

1. 医疗质控管理文件体现处方点评评价结果。

2. 处方点评奖惩管理记录。

3. 不合理处方整改措施。

**【B-2】对不合理处方进行干预,并有记录可查。**

要求:

1. 有不规范处方、用药不适宜处方干预制度。

2. 不合格处方及时登记(登记本),反馈临床科室(与登记本相适应),督促整改,并记录。

3. 社区卫生服务中心(或卫生院)对超常处方 3 次以上的医师提出警告,未改正仍连续 2 次超常处方的取消其处方权。

上传支撑材料:

1. 不规范、不合理处方干预制度。

2. 不合理处方登记本,反馈临床科室记录。

3. 不合理(超常)处方整改报告。

评价方式方法:

现场查看管理制度、相关记录。

**【A-1】有案例证实,根据点评结果,落实整改措施,持续促进合理用药。**

要求:

随机抽查某月(建议在检查当月前 3~6 个月为宜,可以体现在工资发放)点评档案,并查看通报的结果与工资是否挂钩,是否有整改措施并落实(完整案例)。

**上传支撑材料：**

1. 处方点评结果干预案例（整改前后处方情况）。

2. 上季度处方点评改进报告。

**评价方式方法：**

现场查看相关资料。

## 3.8.4 药物不良反应管理

工作概况及达标情况：达 A 标准（或达 C 标准，或达 B 标准）。

C 标准：社区卫生服务中心（或卫生院）建立药物不良反应与药害事件监测报告管理的制度与程序。医师、药师、护士及其他人员相互配合对患者用药情况进行监测，并有记录。制定严重药物不良反应或药害事件处理办法和流程，并按规定上报卫生行政部门和药品监督管理部门。

B 标准：有药物不良反应与药害事件报告的奖惩措施，建立药物不良反应与药害事件报告数据库或台账。

A 标准：对药物不良反应和药害事件进行及时调查、分析，有整改措施。

**【C-1】有药物不良反应与药害事件监测报告管理的制度与程序。**

**要求：**

1. 国家药物不良反应报告信息平台有机构上报数据。

2. 建立本机构药物不良反应与药害事件监测报告管理制度。

3. 建立本机构药物不良反应与药害事件处理流程。注意报告时限：新的、严重的药物不良反应在 15 日内报告，其中死亡病例须立即报告；其他药物不良反应应当在 30 日内报告。

**上传支撑材料：**

1. 药物不良反应与药害事件监测报告管理制度。

2. 药物不良反应与药害事件处理流程。

3. 药物不良反应/（药害事件）应急预案。

4. 药物不良反应报告记录（最近新发的、严重的、其他的各 1 份）。

**评价方式方法：**

现场查看相关管理制度流程。

**【C-2】医师、药师、护士及其他人员相互配合对患者用药情况进行监测，并有记录。**

**要求：**

1. 建立本机构患者用药监测方案（职责要求，路径）。

2. 患者用药监测中有体现。

**上传支撑材料：**

1. 患者用药监测方案。

2. 上年度患者用药监测记录。

评价方式方法：

现场查看用药监测记录。

## 【C-3】制定严重药物不良反应或药害事件处理办法和流程，并按规定上报卫生行政部门和药品监督管理部门。

**要求：**

1. 有严重药物不良反应或药害事件处置流程和应急预案，各科室熟练掌握。

2. 将患者发生的严重药物不良反应如实记入病历中。

**上传支撑材料：**

1. 严重药物不良反应（药害事件）处理办法。

2. 严重药物不良反应（药害事件）处理预案。

3. 严重药物不良反应（药害事件）处理流程。

4. 严重药物不良反应病历记录（真实）。

**评价方式方法：**

现场访谈，查看相关处理办法和流程、记录。

## 【B-1】有药物不良反应与药害事件报告的奖惩措施。

**要求：**

1. 制定本机构药物不良反应与药害事件报告的奖惩措施或者绩效考核办法。

2. 与制度相结合的工作管理记录。

**上传支撑材料：**

1. 药物不良反应与药害事件报告的奖惩管理制度。

2. 上季度药物不良反应与药害事件报告记录。

3. 药物不良反应与药害事件报告的奖惩记录

## 【B-2】建立药物不良反应与药害事件报告数据库或台账。

**要求：**

本机构药物不良反应报告要有及时性与阶段性（月度或季度或半年，与管理制度相吻合）。每年报表汇总数据。

**上传支撑材料：**

1. 药物不良反应数据库或者台账截屏。

2. 上年度药物不良反应与药害事件报告的汇总数据记录。

**评价方式方法：**

现场查看数据库或台账。

## 【A-1】对药物不良反应和药害事件进行及时调查、分析，有整改措施。

**要求：**

1. 对每件药物不良反应进行调查分析整改。

2. 每年进行调查、分析、整改的汇总回顾。

**上传支撑材料：**

上年度药物不良反应和药害事件的调查、分析与改进报告。

评价方式方法：

现场查看调查分析整改报告。

# 3.9　公共卫生管理

【C-1】明确公共卫生服务项目管理科室和责任人，有年度工作计划和总结。

**要求：**

设置公共卫生服务管理科室，明确责任人和分工职责，有年度工作计划和总结。

**支持材料：**

1. 科室设置和人员分工的文件或通知。
2. 公共卫生工作年度工作计划。
3. 公共卫生工作年度工作总结。

【C-2】制定本机构公共卫生服务工作制度和绩效考核与经费分配方案。

**要求：**

制定公共卫生服务工作制度、管理制度，制定绩效考核方案，明确经费分配。

**支持材料：**

1. 公共卫生工作的工作制度、管理制度。
2. 公共卫生工作的绩效考核方案。

【C-3】制定突发公共卫生事件的应急预案

**要求：**

制定突发公共卫生事件应急预案。

**支持材料：**

突发公共卫生事件应急预案。

【C-4】按规定向卫生行政部门、专业公共卫生机构如实完整报送相关服务数据。

**要求：**

按照国家和地方关于公共卫生服务项目信息统计报表要求，按时上报。

**支持材料：**

公共卫生服务各类报表。

【B-1】年度公共卫生服务工作总结内容充实，有分析评价。

**要求：**

机构年度公共卫生服务工作总结内容翔实，分析有据，评价全面。

**支持材料：**

公共卫生服务年度工作总结（要求有详细数据、有亮点、对不足之处有认知）

**【B-2】开展居民调查,了解服务对象对公共卫生服务项目的知晓率和获得感。**

**要求:**

开展服务对象对公共卫生服务项目的知晓率与获得感调查。内容包括:服务对象对免费提供的公共卫生服务的知晓程度,服务对象对所提供的公共卫生服务的方便性、及时性、服务质量以及获得感的调查分析。

**支持材料:**

1. 公共卫生服务项目知晓率与获得感调查方案。

2. 调查问卷样本。

3. 调查结果分析报告。

**【A】针对存在的问题有持续改进措施并跟踪管理。**

**要求:**

总结分析机构公共卫生服务的开展情况及对服务对象的调查结果,针对存在的问题提出持续改进措施,并跟踪管理。

**支持材料:**

1. 公共卫生服务年度工作总结。

2. 公共卫生服务项目知晓率与获得感调查分析报告。

3. 公共卫生服务整改计划及措施。

4. 跟踪管理记录(每季度自查或考核结果运用,半年公共卫生工作小结)。

# 参考文献

[1] 卫生部、国家中医药管理局关于印发《城市社区卫生服务机构管理办法(试行)》的通知[J]. 中华人民共和国卫生部公报,2006(07):9-12.

[2] 卫生部. 医疗机构诊疗科目名录[EB/OL]. 卫医发[1994]第27号. http://wjw. jiangsu. gov. cn/art/2020/9/14/art_80251_9504168. html.

[3] 国家卫生计生委办公厅关于印发医院、计划生育技术服务机构等9类医疗卫生机构信息公开目录的通知[J]. 中华人民共和国国家卫生和计划生育委员会公报,2015(02):8.

[4] 医师执业注册管理办法[J]. 中华人民共和国国务院公报,2017(28):47-49.

[5] 医疗机构管理条例[J]. 中华人民共和国国务院公报,1994.

[6] 国家卫健委. 内科、外科、耳鼻咽喉科、口腔科相关74个病种县医院版临床路径[EB/OL]. [2020-01-02] http://www. nhc. gov. cn/yzygj/s7659/202001/b3c9e097b0c1471a969d7a63be471759. shtml.

[7] 医疗质量管理办法[J]. 中华人民共和国国务院公报,2017(26):48-53.

[8] 国家卫生健康委办公厅. 关于印发医疗质量安全核心制度要点的通知[EB/OL]. [2018.04.24]. http://www. gov. cn/xinwen/2018-04/24/content_5285473. htm

[9] 医疗机构管理条例实施细则[J]. 中国卫生法制,1994(05):32-41.

[10] 病历书写基本规范(试行)[J]. 中国医院,2002(10):54-57.

[11] 中华人民共和国国家卫生和计划生育委员会. 电子病历应用管理规范(试行)[J]. 中国实用乡村医生杂志,2017(6).

[12] 国家卫生健康委. 国家基本公共卫生服务规范(第三版)[EB/OL]. [2017-3-28]. http://www. nhc. gov. cn/cms-search/xxgk/getManuscriptXxgk. htm? id=d20c37e23e1f4c7db7b8e25f34473e1b.

[13] 国家卫生计生委关于印发血液透析中心基本标准和管理规范(试行)的通知[J]. 中华人民共和国国家卫生和计划生育委员会公报,2016(12):16-23.

[14] 国家卫生计生委关于印发血液透析中心基本标准和管理规范(试行)的通知[J]. 中华人民共和国国家卫生和计划生育委员会公报,2016(12):16-23.

[15] 陈香美. 血液净化标准操作规程[M]. 北京:人民军医出版社,2010.

[16] 中华人民共和国职业病防治法(2018修正)[J]. 上海预防医学,2020,32(11):894+901.

[17] 放射诊疗管理规定[J]. 中华人民共和国国务院公报,2007(06):31-35.

[18] 卫生部关于印发《医疗机构临床实验室管理办法》的通知[J]. 中华人民共和国卫生部公报,2006(03):56-59.

[19] 刘茜. 《中华人民共和国中医药法》全文[J]. 中医临床研究,2016(36):12-14.

[20] 中医病历书写基本规范[N]. 中国中医药报,2010-06-30(003).

［21］ 国家卫健委.关于进一步加强患者安全管理工作的通知［EB/OL］.［2018－04－19］.http://www.nhc.gov.cn/zwgk/jdjd/201804/117eab61ef0348109b862e169e5c8d1b.shtml.

［22］ 中国社区卫生协会.社区卫生服务质量评价指南（2016年版）［EB/OL］.［2016－06－28］.https://www.chs.org.cn/news/show.php?itemid=60.

［23］ 湖南省卫生厅.三级综合医院评审标准考评办法［M］.长沙:湖南科学技术出版社,2013.

［24］ 中国医院协会患者安全目标（2017版）［J］.中国卫生质量管理,2017(2):23－23.

［25］ 卫生部关于印发《医院管理评价指南（2008版）》的通知［J］.中华人民共和国卫生部公报,2008(07):25－35.

［26］ 佚名.四部门:印发《城市社区卫生服务机构设置和编制标准指导意见》［J］.卫生政策,2006(10):15－15.

［27］ 中华人民共和国国家卫生和计划生育委员会.社区卫生服务中心站建设标准（建标163－2013）［M］.北京:中国计划出版社,2013.

［28］ 关于社区护理管理的指导意见（试行）［J］.中国护理管理,2004(05):13－14.

［29］ 本书编写组.护士条例解读［M］.北京:中国法制出版社,2008.

［30］ 胡彬.《关于进一步规范社区卫生服务管理和提升服务质量的指导意见》发布［J］.中医药管理杂志,2015,23(24):57.

［31］ 卫生部关于实施医院护士岗位管理的指导意见［J］.中国社区医学,2012,018(003):19－21.

［32］ 中华人民共和国国家卫生健康委员会.关于促进护理服务业改革与发展的指导意见［J］.中国实用乡村医生杂志,2018(9).

［33］ 卫生部.综合医院分级护理指导原则（试行）［J］.中国护理管理,2009,6(006):33－34.

［34］ 王力红,朱士俊.医院感染学［M］.北京:人民卫生出版社,2014.

［35］ 医院感染管理办法［N］.健康报,2006－07－25(007).

［36］ 国家中医药管理局办公室.国家中医医疗技术相关性感染预防与控制指南（试行）.国中医药办医政发［2017］22号［EB/OL］.(2018－03－24)［2017－07－06］.http://www.satcm.gov.cn/bangongshi/zhengcewenjian/2018－03－24/838.html.

［37］ 本刊讯.国家卫生和计划生育委员会办公厅关于印发基层医疗机构医院感染管理基本要求的通知［J］.中国药房,2014,25(05):430.

［38］ 中华人民共和国卫生行业标准 WS/T312－2009——医院感染监测规范［J］.中华医院感染学杂志,2009.

［39］ 医疗废物管理条例［J］.中华人民共和国国务院公报,2003(21):5－10.

［40］ 环保总局发布《医院污水处理技术指南》［J］.中国医院建筑与装备,2004(01):45.

［41］ 放射诊疗管理规定［J］.中华人民共和国国务院公报,2007(06):31－35.

［42］ 放射卫生技术服务机构管理办法［J］.中国卫生监督杂志,2012,19(03):207－210.

［43］ 放射工作人员职业健康管理办法［J］.中华人民共和国卫生部公报,2007(08):1－18.

［44］ 放射性同位素与射线装置安全和防护条例［J］.中华人民共和国国务院公报,2005

(31):30 - 39.

[45]　放射防护器材与含放射性产品卫生管理办法[J].中华人民共和国国务院公报，
2002(22):42 - 44.

[46]　疫苗流通和预防接种管理条例[J].中华人民共和国国务院公报,2005(16):5 - 11.

[47]　关于印发国家基本药物目录管理办法的通知[J].中华人民共和国国家卫生和计划
生育委员会公报,2015(04):2 - 4.

[48]　关于印发抗菌药物临床应用指导原则(2015 年版)的通知[J].中华人民共和国国
家卫生和计划生育委员会公报,2015(07):29.

[49]　中华人民共和国卫生部. 处方管理办法（试行）[J]. 中国医院，2004，6
(006):395 - 397.

[50]　医院处方点评管理规范(试行)[J].中国药房,2010,21(12):1060 - 1061.

[51]　全国人大常委会办公厅. 中华人民共和国药品管理法[M].北京:中国民主法制出
版社,2019.

[52]　药品不良反应报告和监测管理办法[J].海南省人民政府公报,2011(24):15 - 20.

# 4 综合管理

## 4.1 党建管理

### 4.1.1 党的组织建设

党支部是党的基础组织,在社区卫生服务中心担负着直接教育党员、管理党员、监督党员和组织群众、宣传群众、凝聚群众、服务群众的职责。加强党支部的制度化、规范化和科学化建设,按期换届和严格落实组织生活制度,对加强领导班子、干部队伍、人才队伍建设,提高基层党建工作水平,抓好思想政治工作和医德医风建设,促进党的建设和业务工作相融合具有非常重要的意义。

【C-1】成立党的组织,按期换届。

**工作要求:**

社区卫生服务中心凡是有正式党员 3 人以上的,都应当成立党的基层组织。党的基层委员会、总支部委员会、支部委员会每届任期三年至五年。正式党员不足 3 人的,按照要求成立联合党支部。

**工作概况:**

现场查看党组织的基本设置情况、组织架构情况、支部委员换届、改选相关批文以及与上述内容相关证明材料。

**支持性材料目录(建议):**

1. 党组织的换届或改选的请示、批复。

2. 党组织的组织架构图或文件。

3. 党员名册。

**支持性材料:(例)**

1. ×××社区卫生服务中心党员名册。

2. ×××社区卫生服务中心党组织换届请示、批复(加盖公章)。

3. ×××社区卫生服务中心党组织改选请示、批复(加盖公章)。

4. ×××社区卫生服务中心党组织架构图或文件(加盖公章)。

5. ×××社区卫生服务中心联合党支部的请示、批复(加盖公章)。

**【C-2】严格党的组织生活,落实"三会一课"制度,按要求召开民主生活会、组织生活会和党建述职,认真开展党的各类主题学习教育实践活动。**

**工作要求:**

坚持党的组织生活各项制度,创新方式方法,增强党的组织生活活力。坚持"三会一课"制度。坚持民主生活会和组织生活会制度。结合行业特点和本单位的工作实际,开展党员主题实践活动。

**工作概况:**

现场查看党组织开展组织生活、"三会一课"、民主生活会、党建述职、学习教育实践活动相关文字记录及活动照片。

**支持性材料目录(建议):**

1. 党组织党建工作计划、总结、方案。
2. 党组织的"三会一课"笔记本。
3. 党组织的换届或改选的请示、批复。
4. 党组织的组织架构图或文件。
5. 党员名册、成员分工。
6. 党组织生活会、民主生活会记录材料。
7. 党日活动材料(图片、文字)。

**支持性材料:(例)**

1. ×××社区卫生服务中心党组织工作计划、总结、方案(加盖公章)。
2. ×××社区卫生服务中心党组织党建工作台账、党员笔记本。
3. ×××社区卫生服务中心党组织换届或改选的请示、批复(加盖公章)。
4. ×××社区卫生服务中心党组织架构图或文件(加盖公章)。
5. ×××社区卫生服务中心联合党支部的请示、批复(加盖公章)。
6. ×××社区卫生服务中心党日活动的活动照片和文字记录。

**【C-3】严格落实党务公开,按时足额缴纳党费。**

**工作要求:**

严格落实将党的领导活动、党的建设工作的有关事务按规定在党内或者向党外公开,按时按规定缴纳及使用党费。

**工作概况:**

现场查看党务公开相关材料照片证明、党费按时足额收取相关记录。

**支持性材料目录(建议):**

1. 党组织党务工作公开(公开栏、网站)。
2. 党组织按时按规定缴纳及使用党费(公开栏、网站)。
3. 重要事项、大额资金使用决策及执行情况。
4. 党员评先选优、表彰和奖惩情况。

**支持性材料:(例)**

1. ×××社区卫生服务中心党务工作公开(照片)。

2. ×××社区卫生服务中心党组织按时按规定缴纳及使用党费公开(会议记录和照片)。

3. ×××社区卫生服务中心重要事项、大额资金使用决策及执行情况(会议记录和照片)。

4. ×××社区卫生服务中心党员评先选优、表彰和奖惩情况(会议记录和照片)。

**【B-1】实现党务工作与业务工作相结合。**

**工作要求：**

紧密结合中心任务开展党的工作,实现党务工作与业务工作相结合,实行"党政同责、一岗双责、齐抓共管、失职追责"。

**工作概况：**

现场查看党组织年度工作计划中有无对本单位业务工作支持内容,组织生活、党课、支部大会及其他党员干部和职工教育内容有无引导配合开展业务工作内容等。

**支持性材料目录(建议)：**

1. 党组织的年度工作计划。

2. 党组织的年度学习计划。

3. 行政年度工作计划。

4. 党务工作台账。

**支持性材料:(例)**

1. ×××社区卫生服务中心党组织年度工作计划(加盖公章)。

2. ×××社区卫生服务中心行政年度工作计划(加盖公章)。

3. ×××社区卫生服务中心党组织党务工作台账。

4. ×××社区卫生服务中心党组织"三会一课"内容(会议记录及照片)。

5. ×××社区卫生服务中心党组织的年度学习计划(加盖公章)。

**【B-2】定期组织开展党建主题日活动,有活动记录和照片。**

**工作要求：**

建立"主题党日"制度,每月固定时间,确定主题,精心组织安排"主题党日"活动,推进"两学一做"学习教育常态化、制度化。

**工作概况：**

现场查看"主题党日"计划总结、"主题教育"计划总结、开展活动的相关文字记录和活动照片等。

**支持性材料目录(建议)：**

1. 党组织的"主题党日"制度。

2. 党组织的"主题党日"计划、总结。

3. 党组织的"主题教育"计划、总结。

4. 开展活动的文字记录和活动照片。

**支持性材料:(例)**

1. ×××社区卫生服务中心党组织"主题党日"制度(加盖公章)。

2. ×××社区卫生服务中心"主题党日"计划、总结(加盖公章)。

3. ×××社区卫生服务中心"主题教育"计划、总结(加盖公章)。

4. ×××社区卫生服务中心党组织开展活动的文字记录和活动照片。

5. ×××社区卫生服务中心"不忘初心 牢记使命"主题教育方案、总结(加盖公章)。

6. ×××社区卫生服务中心"不忘初心 牢记使命"主题教育活动记录(签到、照片、活动记录)。

**【A】党的基层组织获得县(区、市)级及以上先进基层党组织或支部内党员获得县(区、市)级及以上优秀共产党员荣誉。**

**工作要求:**

党的基层组织获得县(区、市)级及以上先进基层党组织或支部内党员获得县(区、市)级及以上优秀共产党员荣誉。

**工作概况:**

查看近三年党支部或党员获得与党建相关的县(区、市)级及以上表彰、荣誉证书。

**支持性材料目录(建议):**

1. 近三年荣誉汇总表。

2. 近三年党建工作总结。

3. 近三年表彰和荣誉(照片)。

**支持性材料:(例)**

1. ×××社区卫生服务中心近三年荣誉汇总表。

2. ×××社区卫生服务中心党建工作总结(加盖公章)。

3. ×××社区卫生服务中心近三年表彰和荣誉(照片和文件)。

## 4.1.2 党风廉政建设

为全面加强从严治党,以党性党风党纪教育为先导,夯实勤政廉政思想基础,以规范权力运行为核心,以健全反腐倡廉制度为根本,努力构建党风廉政建设长效机制,为社区卫生服务工作提供有力的政治保障。

**【C-1】落实全面从严治党主体责任,建立健全岗位风险分级和监管等制度。**

**工作要求:**

有党风廉政工作计划,并明确班子成员职责分工,形成责任清单;有明确风险分级,细化各级监管落实。

**工作概况:**

现场查看机构党组织的组织架构、相关工作计划、制度、风险岗位分级和监管记录以及与上述内容相关的材料。

**支持性材料目录(建议):**

1. 党组织的组织架构。

2. 党风廉政工作计划。

3. 班子成员职责分工。

4. 班子成员责任清单。

5. 风险岗位分级。

6. 风险岗位监管及谈话记录。

**支持性材料(例):**

1. ×××社区卫生服务中心党组织组织架构(加盖公章)。

2. ×××社区卫生服务中心党风廉政工作计划(加盖公章)。

3. ×××社区卫生服务中心班子成员职责分工、责任清单(加盖公章)。

4. ×××社区卫生服务中心风险岗位分级。

5. ×××社区卫生服务中心风险岗位监管制度及风险岗位谈话记录。

### 【C-2】定期开展党风党纪教育、廉政警示教育活动。

**工作要求:**

定期开展党风党纪教育、廉政警示教育活动。

**工作概况:**

现场查看机构党风党纪教育、廉政警示教育活动计划、记录以及宣传阵地、宣传活动照片等材料。

**支持性材料目录:**

1. 党风党纪教育计划。

2. 党风廉政教育工作计划。

3. 教育活动记录和照片。

4. 宣传阵地和宣传活动照片。

**支持性材料(例):**

1. ×××社区卫生服务中心党风党纪教育计划(加盖公章)。

2. ×××社区卫生服务中心廉政警示教育活动计划(加盖公章)。

3. ×××社区卫生服务中心教育活动记录和照片。

4. ×××社区卫生服务中心宣传阵地和宣传活动照片(廉政墙、廉政宣传栏、廉政宣讲等照片)。

### 【C-3】贯彻落实中央"八项规定"精神,驰而不息反对"四风"。

**工作要求:**

贯彻落实中央"八项规定",坚决反对"四风",违规案件零发生。

**工作概况:**

现场查看机构与贯彻落实中央"八项规定"精神相关制度等材料。

**支持性材料目录(建议):**

1. 贯彻落实中央"八项规定"精神的文件。

2. 学习中央"八项规定"精神,反对"四风"相关活动(签到、照片、活动记录)。

3. 班子成员职责分工。

4. 班子成员责任清单。

5. 重要岗位和风险岗位监管及谈话记录。

**支持性材料(例):**

1. 贯彻落实中央"八项规定",坚决反对"四风"的文件。

2. ×××社区卫生服务中心传达贯彻落实中央"八项规定",坚决反对"四风"的学习记录和照片。

3. ×××社区卫生服务中心班子成员职责分工、责任清单(加盖公章)。

4. ×××社区卫生服务中心科主任名册和党员名册。

5. ×××社区卫生服务中心重要风险岗位监管制度及风险岗位谈话记录。

## 【C-4】落实"三重一大"集体决策制度。

**工作要求:**

凡"三重一大"事项均经集体决策,流程清晰。

**工作概况:**

现场查看机构"三重一大"集体决策制度、议事记录等相关材料。

**支持性材料目录(建议):**

1. "三重一大"决策制度(包括决策范围、决策事项、决策权限、决策程序)。

2. 办公会、党委会或党支委会记录/会议纪要(文字记录和照片)。

3. 和"三重一大"相关的责任制考核。

4. 领导人员述职述廉材料。

5. 领导人员的经济责任审计的重点事项。

**支持性材料(例):**

1. "三重一大"决策制度(包括决策范围、决策事项、决策权限、决策程序,加盖公章)。

2. ×××社区卫生服务中心办公会、党委会或党支委会记录(文字记录和照片)。

3. ×××社区卫生服务中心会议纪要。

4. ×××社区卫生服务中心和"三重一大"相关的责任制考核相关的文件。

5. ×××社区卫生服务中心领导人员述职述廉材料。

## 【B】重点风险岗位制度完善,有监督机制,提醒管理常态化。

**工作要求:**

明确重点风险岗位,有监督和谈话提醒。

**工作概况:**

现场查看机构重点风险岗位制度、重点风险岗位谈话提醒记录等相关证明性材料。

**支持性材料目录(建议):**

1. 重点风险岗位制度。

2. 重点风险岗位监督管理制度。

3. 重点风险岗位谈话提醒(记录和照片)。

4. 查找出的风险登记汇总表。

**支持性材料(例):**

1. ×××社区卫生服务中心重点风险岗位制度(加盖公章)。

2. ×××社区卫生服务中心重点风险岗位监督管理制度(加盖公章)。

3. ×××社区卫生服务中心重点风险岗位谈话提醒记录(文字记录和照片)。

4. ×××社区卫生服务中心查找出的风险登记汇总表。

**【A】党风廉政建设获得县(区、市)级以上相关部门的表扬和肯定。**

**工作要求：**

党风廉政建设获得县(区、市)级以上相关部门的表扬和肯定。

**工作概况：**

现场查看机构获得的党风廉政建设相关荣誉证书。

**支持性材料目录(建议)：**

党风廉政建设相关荣誉证书。

**支持性材料(例)：**

×××社区卫生服务中心党风廉政建设相关荣誉证书(文件和照片)。

# 4.2　人员管理

## 4.2.1　绩效考核制度

绩效考核制度是人力资源管理的重要内容,中心内部应建立与岗位聘用、职称晋升、工作业绩、实际贡献紧密联系的分配激励机制,着力体现医务人员技术劳务价值,规范收入分配秩序,调动医务人员积极性。

**【C-1】建立人力资源管理制度,包括考核、培训、继续教育等。**

**工作要求：**

制定包括岗位聘用、职称晋升、职工考核、培训与继续教育等内容的人力资源管理制度。

**工作概况：**

现场查看机构人力资源管理制度。

**支持性材料目录(建议)：**

1. 岗位聘用制度。
2. 职称聘任、晋升制度。
3. 职工考核制度。
4. 学习进修制度。
5. 继续教育制度。

**支持性材料(例)：**

1. ×××社区卫生服务中心岗位聘用制度(加盖公章)。
2. ×××社区卫生服务中心职称聘任、晋升制度(加盖公章)。
3. ×××社区卫生服务中心职工考核制度(加盖公章)。
4. ×××社区卫生服务中心学习进修制度(加盖公章)。
5. ×××社区卫生服务中心继续教育制度(加盖公章)。

【C-2】有基于医德医风、服务质量和数量并综合考虑岗位、技术、资历、风险和政策倾斜的绩效考核方案。

**工作要求：**

建立绩效考核方案，考核内容中体现医德医风、服务数量、服务质量、满意度等内容，能综合考虑岗位、技术、资历、风险和政策倾斜等因素。

**工作概况：**

现场查看机构绩效考核方案。

**支持性材料目录（建议）：**

1. 绩效考核方案。

2. 绩效考核记录。

**支持性材料（例）：**

1. ×××社区卫生服务中心绩效考核方案（其中包含医德医风、服务数量、服务质量、满意度等内容，能综合考虑岗位、技术、资历、风险和政策倾斜等因素，并作标注）。

2. 近三年绩效考核记录（评分表、考核结果、绩效发放记录）。

【C-3】绩效考核公平、公开、公正，考核结果与岗位聘用、职称晋升、个人薪酬挂钩。

**工作要求：**

绩效考核方案应院内公开，并经职工代表大会审议通过。按照绩效考核方案实施绩效考核，根据考核结果发放奖励性绩效工资，体现公平、公开、公正，能充分调动职工积极性。有绩效考核实施相关记录等。

**工作概况：**

现场查看机构职代会文件、绩效考核相关记录。

**支持性材料目录（建议）：**

1. 职代会文件。

2. 绩效考核记录。

**支持性材料（例）：**

1. ×××社区卫生服务中心绩效考核会议记录（办公会、职代会）。

2. 绩效考核实施前公示及公示结果。

3. 近三年绩效考核记录（体现多劳多得）。

4. 绩效考核结果与岗位聘用、职称晋升相挂钩记录（岗位聘用、职称晋升方案中有与绩效考核结果相关记录）。

【B-1】绩效分配方案体现多劳多得、优绩优酬，向重点工作岗位倾斜，合理拉开差距。

**工作要求：**

制定绩效分配方案，体现多劳多得、优绩优酬，考虑全科医生有效签约、有效服务、有效控费，以及签约居民数量和构成、门诊工作量、服务质量、居民满意度等因素。医务人员收入不与医院的药品、检查、治疗等收入挂钩。根据区域社区卫生发展规划与工作部署，机构绩效分配向家庭医生服务团队、业务骨干、关键岗位和有突出贡献的人员倾斜。

工作概况：

现场查看机构绩效分配方案及绩效分配记录。

**支持性材料目录(建议)：**

1. 绩效分配方案。

2. 绩效考核记录。

**支持性材料(例)：**

1. ×××社区卫生服务中心绩效分配方案(红头文件,其中包含向全科、家庭医生团队、业务骨干、关键岗位和有突出贡献的人员倾斜政策,以及签约居民数量和构成、门诊工作量、服务质量、居民满意度等因素,并作标注)。

2. 绩效分配会议记录,体现向家庭医生服务团队、业务骨干、关键岗位和有突出贡献的人员倾斜。

3. 近三年绩效考核记录(体现多劳多得)。

**【B-2】对绩效考核方案动态调整,考核公平合理。**

工作要求：

应结合绩效总额,根据年度工作重点及时调整考核方案,保证职工及时了解绩效考核方案调整情况。

**工作概况：**

现场调查绩效考核方案调整及知晓情况。

**支持性材料目录(建议)：**

1. 绩效考核调整方案。

2. 会议记录。

**支持性材料(例)：**

1. ×××社区卫生服务中心绩效调整方案(红头文件)。

2. 绩效调整方案会议记录(办公会、职代会)。

3. 绩效调整方案公示及公示结果。

4. 职工知晓率。

**【A】用信息化手段开展绩效考核。**

工作要求：

绩效考核所涉及的服务数量、质量和(或)满意度等数据来源于信息系统。

**工作概况：**

现场查看。

**支持性材料目录(建议)：**

信息系统考核记录。

**支持性材料(例)：**

信息系统绩效考核截图(图片)。

## 4.2.2　人员队伍建设

建立一支以全科医生为主体,包含中医、公共卫生、护理、康复、医技等各类专业人员,结构合理、具有良好专业素质的卫生技术队伍,是提供优质社区卫生服务的重要前提。

【C-1】制定社区卫生服务中心人才培养发展计划。

**工作要求:**

机构有 3~5 年人才培养发展规划,明确人才培养发展目标、措施、保障条件等方面的内容。有年度人才培养计划与总结。

**工作概况:**

现场查阅人才培养发展规划和年度人才培养计划、总结。

**支持性材料目录(建议):**

1. 人才培养发展规划。

2. 年度人才培养计划。

3. 年度人才培养总结。

**支持性材料(例):**

1. ×××社区卫生服务中心中长期人才培养发展规划(加盖公章)。

2. 近三年年度人才培养计划。

3. 近三年年度人才培养总结。

【C-2】每年组织卫生技术人员(至少1名)到区(县)级及以上医疗卫生机构进修。

**工作要求:**

每年至少安排 1 名卫生专业技术人员到区(县)级及以上医疗卫生机构进修,进修时间至少 3 个月,有进修记录与进修人员学习总结。

**工作概况:**

现场查阅机构进修记录和学习总结。

**支持性材料目录(建议):**

1. 进修记录。

2. 学习总结。

**支持性材料(例):**

1. ×××社区卫生服务中心中进修记录(包括进修人员名单、进修时间、进修医院、科室、进修照片)。

2. ×××社区卫生服务中心进修人员学习总结。

【C-3】做好专业技术人员岗前培训,新员工须经卫生法律法规培训后方可上岗。

**工作要求:**

组织新员工岗前培训,培训内容包括院纪院规、医疗核心制度、卫生法律法规等,有培训签到、讲义及照片等相关记录。

**工作概况:**

现场查阅机构新员工岗前培训相关记录。

**支持性材料目录(建议):**

新入职员工岗前培训记录。

支持性材料(例):

1．×××社区卫生服务中心中岗前培训制度(加盖公章)。

2．×××社区卫生服务中心培训内容及记录(签到表、讲义、照片、考核记录),内容包括院纪院规、医疗核心制度、卫生法律法规等。

3．职工个人培训总结。

**【B-1】人才梯队建设合理,满足社区卫生服务中心持续发展需要,按规定选派符合条件的临床医师参加住院规范化培训或助理全科医生培训。**

工作要求:

专业技术人员队伍在年龄、学历与职称等构成方面具有可持续发展的潜力,按规定选派符合条件的临床医师参加住院规范化培训或助理全科医生培训。

工作概况:

现场调查机构人才信息情况以及参加住院医师规范化培训或助理全科医生培训情况。

支持性材料目录(建议):

1．人员花名册。

2．培训记录。

支持性材料(例):

1．×××社区卫生服务中心人员花名册。

2．参加住院医师规范化培训或助理全科医生培训情况记录(包括进修人员名单、进修时间、进修医院、科室、进修照片)。

3．职工个人培训总结。

**【B-2】在岗人员按照规定完成医学继续教育要求的相应学分,学分达标率≥80%。**

工作要求:

有在岗人员继续教育的年度工作计划与总结(可包含在单位年度人才培养发展计划与总结中),并按计划组织开展继续教育工作。在岗卫技人员年度学分达标率≥80%。

工作概况:

现场调查机构学分达标情况。

支持性材料目录(建议):

1．继续教育制度。

2．继续教育年度工作计划与总结。

3．继续教育学分统计表。

支持性材料(例):

1．×××社区卫生服务中心继续教育制度(加盖公章)。

2．×××社区卫生服务中心继续教育年度工作计划与总结。

3．×××社区卫生服务中心 2016—2018 年度在岗人员继续教育学分统计表,学分达标率≥80%。

【A-1】有人才引进优惠政策。

**工作要求：**

有本单位或所在区县人才引进优惠政策。

**工作概况：**

现场查阅相关优惠政策文件。

**支持性材料目录（建议）：**

人才引进优惠政策。

**支持性材料（例）：**

×××社区卫生服务中心人才引进优惠政策（加盖公章）。

【A-2】在岗人员按照规定完成医学继续教育要求的相应学分，学分达标率≥90%。

**工作要求：**

在岗卫技人员年度学分达标率≥90%。

**工作概况：**

现场调查机构学分达标情况。

**支持性材料目录（建议）：**

继续教育学分统计表。

**支持性材料（例）：**

×××社区卫生服务中心2016-2018年度在岗人员继续教育学分统计表，学分达标率≥90%。

# 4.3 财务管理

## 4.3.1 财务管理

社区卫生服务机构的财务管理是在经济核算资料的基础上，运用会计、统计以及现代管理的理论和方法，对社区卫生服务机构的资金、资产进行管理的过程。

【C-1】根据相关法律法规的要求，制定符合实际的财务管理制度，加强预算管理。

**工作要求：**

具有符合实际的各项财务管理制度，涵盖资金使用审批、预算管理、资产管理、监督稽核等方面。按照《预算法》和财政部门预算管理的相关规定合理编制预算，以收定支，收支平衡，所有收支全部纳入预算管理，机构应按照财政部门批复后的预算执行。

**工作概况：**

现场调查机构财务管理制度、财政部门批复的年度预算文件。

支持性材料目录(建议):

1. 财务管理制度。

2. 财政部门批复的年度预算文件。

3. 财政部门批复的年度决算文件。

4. 财政部门批复的年度预算报表。

5. 财政部门批复的年度决算报表。

支持性材料(建议):

1. 财务管理制度:预算管理制度、收支管理制度、货币资金管理制度、固定资产管理制度、建设项目管理制度、债权与负债管理制度、净资产管理制度、内部监督检查管理制度等。

2. 财政部门批复的年度预算文件。

3. 财政部门批复的年度决算文件。

4. 财政部门批复的年度预算报表。

5. 财政部门批复的年度决算报表。

**【C-2】全面落实价格公示制度,收费价格透明。**

**工作要求:**

机构在其服务场所的显著位置,通过电子触摸屏、电子显示屏、公示栏、公示牌、价目表、价目本、住院(如有)费用结算清单等方式实行价格公示。机构有义务向患者提供药品、医用材料和医疗服务价格情况的查询服务。机构应当推行住院(如有)费用清单制度。如有收费项目新标准出台,应及时按照物价管理部门规定时间完成调价。收费出具的票据上明细列示收费项目名称、规格、数量、单价。

**工作概况:**

现场调查机构价格公示情况。

**支持性材料目录(建议):**

价格公示表及文件。

**支持性材料(建议):**

1. 价格公示制度(药品、医疗项目收费明细表电子屏查询截图)。

2. 电子收费票据单明细查询截图。

3.《关于调整南京市基层医疗卫生机构医疗服务项目价格有关问题的通知》(宁价医〔2018〕239号)文件查询截图。

4.《江苏省医疗保障局江苏省卫生健康委员会关于完善、调整部分精神卫生类医疗服务项目价格的通知》(苏医保发〔2019〕96号)查询截图。

**【C-3】健全固定资产管理制度,有固定资产明细目录,台账完整,账物相符。**

**工作要求:**

固定资产管理制度健全,有固定资产明细目录、台账和盘点记录,对固定资产及时登记、定期或者不定期的清查盘点,保证账物相符。对于盘盈、盘亏、变质、毁损等情况,应当及时查明原因,根据管理权限报经批准后及时进行处理。

**工作概况：**

现场调查机构固定资产管理制度及相关记录。

**支持性材料目录(建议)：**

固定资产管理制度。

**支持性材料(建议)：**

1. 固定资产管理制度，包括固定资产构建管理制度、固定资产验收管理制度、固定资产维修及保养管理制度、固定资产处置管理制度。

2. 固定资产盘点表(盘点每年不少于1次)。

## 【C-4】财务人员配置到位,财务集中核算管理的机构配备经过培训合格的报账员。

**工作要求：**

财务人员配置到位，应有相应职业资质(会计证或相关资格证)。

**工作概况：**

现场调查财务人员相关资质证书。

**支持性材料目录(建议)：**

1. 会计人员相关资质证书。

2. 会计人员继续教育培训通知及文件。

**支持性材料(建议)：**

1. 会计人员上岗证、会计师资格证书。

2. 会计人员继续教育学分证明单。

3. 会计人员培训通知及相关材料。

## 【B-1】认真执行社区卫生服务中心财务年度预算,定期编写经济(财务)运行分析,有分析报告。

**工作要求：**

根据预算的内容，规范支出范围、支出标准，严格按照财政部门批复的预算执行，执行率高。每年至少一次对机构的财务状况、预算执行结果和业务开展成果进行分析，编写经济(财务)运行分析报告。

**工作概况：**

现场查看财政部门批复的年度预决算文件、决算报表及经济(财务)运行分析报告。

**支持性材料目录(建议)：**

1. 财政部门批复的年度预算文件。

2. 财政部门批复的年度决算文件。

3. 财政部门批复的年度预算报表。

4. 财政部门批复的年度决算报表。

5. 财务分析报告。

**支持性材料(建议)：**

1. 财政部门批复的年度预算文件。

2. 财政部门批复的年度决算文件。

3. 财政部门批复的年度预算报表。

4. 财政部门批复的年度决算报表。

5. 财务分析报告(每年不低于1次)。

(1) 主要会计报表:资产负债表、收入支出总表、业务收支明细表、财政补助收支明细表、基本建设收入支出表、净资产变动表、基本数字及绩效考核表、有关附表、会计报表附注及财务情况说明书。

(2) 资产负债表变动情况分析。

(3) 业务收支情况分析。

(4) 医疗服务数量与质量变动情况分析。

(5) 医药费用控制情况分析等。

**【B-2】有内部监督制度和经济责任制,定期开展财务管理制度培训。**

**工作要求:**

建立健全内部监督制度和经济责任制,明确各相关部门或岗位在内部监督中的职责权限,规定内部监督的程序和要求。定期或不定期检查机构内部管理制度和机制的建立与执行情况,以及内部控制关键岗位及人员的设置情况等,有内部审计计划、方案、报告等内部审计材料。对政府部门新颁布的相关财务法律法规、规章制度等以及机构内部新制定、完善的财务管理制度定期开展培训。

**工作概况:**

现场查看相关内控管理制度、内部审计计划、方案和报告及财务管理制度培训记录。

**支持性材料目录(建议):**

1. 内控管理制度。

2. 内控评价及监督管理办法。

3. 内审计划表。

4. 内审方案。

5. 内审报告。

6. 财务管理制度培训文件。

**支持性材料(建议):**

1. 内控管理制度,包括预算管理制度、收支管理制度、资产管理制度、合同管理制度、政府采购制度、药品管理制度、建设项目管理制度。

2. 内控评价及监督管理办法。

3. 内审计划表。

4. 内审方案。

5. 内审报告。

6. 财务管理制度培训通知及文件。

**【A】有定期编写财务管理总结分析报告,持续改进财务工作。**

**工作要求:**

有定期财务管理总结分析报告,能较为全面地分析反映社区卫生服务机构整体财务管理状况,包括业务开展、预算执行、财务收支状况、资产使用管理以及存在的主要问题和改进措施等。结合国家有关规定和机构现状,适时修订相关财务规定,健全完善财务管理制度和操作规程。

**工作概况:**

现场查看财务管理总结分析报告,以及当年修订的财务管理制度和操作规程等。

**支持性材料目录(建议):**

1. 财务管理制度。

2. 财务分析报告。

**支持性材料(建议):**

1. 财务管理制度(修订部分作标注),包括预算管理制度、收支管理制度、资产管理制度、合同管理制度、政府采购制度、药品管理制度、建设项目管理制度。

2. 操作规程。

3. 内审计划表。

4. 内审方案。

5. 内审报告。

6. 财务管理制度培训通知及文件。

7. 财务分析报告,对存在的问题制定改进措施并实施,体现持续性改进。

# 4.4 后勤服务管理

## 4.4.1 后勤安全保障

后勤服务管理工作是社区卫生服务机构正常运行的基础保障,是构成社区卫生服务能力的重要因素,是提高社区卫生管理水平、管理效率的有效措施。

**【C-1】有水、电、气、电梯等后勤保障的操作规范和消防安全管理制度,有明确的故障报修、排查、处理流程。**

**工作要求:**

配备后勤保障的相关从业人员持有规定有效的专业上岗证。制定相应的后勤保障规章制度、措施预案、操作规范等。制定水、电、煤气、氧气、电梯等故障报修、排查、处理的流程,并有相应的记录。逐级确定消防安全责任,做好内保安全、消防安全、用电安全、施工安全、生产安全、车辆安全、地下空间安全、外部空间安全、设施设备安全、空置房和出租(借)房安全及其他涉及的相关安全工作并有记录。制定消防安全操作规程,消防安全设施、设备完好,灭火器在有效期内,应急照明完好,消防(疏散)通道通畅,落实下班前 5 分钟安全检查制度,记录并签名。

**工作概况:**

现场查看专业上岗证,后勤服务日常管理制度,提供服务企业的资质证书,相关器械的资质证书,相关设备的效期,耗材、物资和设备采购计划审批记录、采购流程和实际完成情况汇总记录,定期检查、保养、强检的记录。

**支持性材料目录(建议):**

1. 后勤保障相关从业人员专业上岗证。

2. 后勤服务日常规章制度、措施预案、操作规范等。

3. 服务企业维保合同、资质证书以及相关器械的资质证书。

4. 水、电、煤气、氧气、电梯等故障报修、排查、处理流程及相应的记录。

5. 消防安全制度、操作规程等。

6. 各楼层消防安全设施、设备、灭火器布局图。

7. 单位消防安全设施、设备、灭火器一览表。

8. 后勤耗材、物资和设备采购计划、采购流程、审批记录和实际完成情况汇总记录。

9. 下班前5分钟安全检查制度和记录。

10. 定期检查、保养、强检的记录。

**支持性材料(建议):**

1. 后勤保障相关从业人员专业上岗证。

2. 后勤服务日常规章制度、措施预案、操作规范等。

3. 服务企业维保合同、资质证书以及相关器械的资质证书。

4. 水、电、煤气、氧气、电梯等故障报修、排查、处理流程及相应的记录。

5. 消防安全制度(明确消防安全责任)、操作规程等。

6. 各楼层消防安全设施、设备、灭火器布局图。

7. 单位消防安全设施、设备、灭火器一览表。

8. 后勤耗材、物资和设备采购计划、采购流程、审批记录和实际完成情况汇总记录。

9. 下班前5分钟安全检查制度和记录。

10. 定期检查、保养、强检的记录。

**【C-2】水、电、气供应的关键部位和机房有规范的警示标识,定期进行检查、维护和保养。**

**工作要求:**

按照规定在供水、供电、供氧、供气、电梯、污水排放等关键部位规范使用统一标识。在配电间、氧气房、煤气供气阀、污水处理房、生活垃圾房、医用废弃物垃圾房等显著部位有明显、规范的警示标识。对供水、供电、供气、供氧系统等相关设施定期进行检查、维护、保养的记录并签名。污水处理设施、污染物排放管理按照规定标准和要求实施,达到水污染物排放规定标准。规范锅炉使用管理,严格执行《锅炉使用管理规则》。

**工作概况:**

现场查看统一标识标牌、警示标识标牌的照片,水污染物排放监测记录,电梯年检合格证,锅炉年检合格证等。

**支持性材料目录(建议):**

1. 供水、供电、供氧、供气、电梯、污水排放等关键部位统一标识照片。

2. 配电间、氧气房、煤气供气阀、污水处理房、生活垃圾房、医用废弃物垃圾房等警示标识照片。

3. 供水、供电、供气、供氧系统等相关设施定期检查、维护、保养记录。

4. 污水处理工程项目建设和(或)维保合同。

5. 水污染物排放监测记录、电梯年检合格证、锅炉年检合格证等。

6.《锅炉使用管理规则》。

**支持性材料(建议):**

1. 供水、供电、供氧、供气、电梯、污水排放等关键部位统一标识照片。

2. 配电间、氧气房、煤气供气阀、污水处理房、生活垃圾房、医用废弃物垃圾房等警示标识照片。

3. 供水、供电、供气、供氧系统等相关设施定期检查、维护、保养记录。

4. 污水处理工程项目建设和(或)维保合同。

5. 水污染物排放监测记录、电梯年检合格证、锅炉年检合格证等。

6.《锅炉使用管理规则》。

**【C-3】制定耗材、物资和设备采购计划,加强后勤物资管理。**

**工作要求:**

制定耗材、物资月度采购计划,按照采购流程实施、完成采购计划。根据不同设备预算审批要求,制定相应设备采购计划,按照设备采购流程实施、完成设备采购计划。加强后勤物资监督与管理,规范后勤物资采购、验货、入库、领用等程序,做到账物相符,每月盘点1次。设施、设备均设置和张贴固定资产编号,每年至少盘点1次,做到账物相符。固定资产报废按照规定程序审批后实施。

**工作概况:**

现场查看后勤物资采购、验货、入库、领用记录,后勤物资编号记录,固定资产盘点记录,固定资产报废审批、实施记录。

**支持性材料目录(建议):**

1. 后勤物资监督管理制度。

2. 后勤耗材、物资月度采购计划。

3. 后勤耗材、物资月度采购流程。

4. 后勤物资采购、验货、入库、领用记录。

5. 后勤物资盘点记录。

6. 后勤物资固定资产编号一览表。

7. 后勤物资固定资产盘点记录。

8. 固定资产报废制度和流程。

9. 固定资产报废记录。

**支持性材料(建议):**

1. 后勤物资监督管理制度。

2. 后勤耗材、物资月度采购计划。

3. 后勤耗材、物资月度采购流程。

4. 后勤物资采购、验货、入库、领用记录。

5. 后勤物资盘点记录。

6. 后勤物资固定资产编号一览表。

7. 后勤物资固定资产盘点记录。

8. 固定资产报废制度和流程。

9. 固定资产报废记录。

## 【B-1】有节能降耗、控制成本的措施和目标,并落实到相关科室。

**工作要求:**

制定机构总体节能降耗、控制成本的年度计划、具体内容、措施方法和阶段性的具体目标。将节能降耗、控制成本的具体目标分解、落实到相关科室并完成目标。

**工作概况:**

现场查看节能降耗、控制成本的年度计划书,节能降耗、控制成本的目标分解表和完成记录。

**支持性材料目录(建议):**

1. 单位总体节能降耗、控制成本的年度计划。

2. 单位节能降耗、控制成本的目标分解表和完成记录。

**支持性材料(建议):**

1. 单位总体节能降耗、控制成本的年度计划。

2. 单位节能降耗、控制成本的目标分解表和完成记录。

## 【B-2】有后勤安全保障应急预案,并组织演练。

**工作要求:**

建立后勤安全保障应急预案。制定后勤安全保障应急预案培训计划,每年组织实操演练、培训讲座各1次。

**工作概况:**

现场查看供电设施巡查记录、后勤安全保障应急预案培训计划书以及实操演练、培训讲座的记录。

**支持性材料目录(建议):**

1. 建立后勤安全保障应急预案。

2. 制定后勤安全保障应急预案培训计划。

3. 后勤应急演练方案。

4. 应急演练及培训讲座记录、照片。

5. 供电设施巡查记录。

**支持性材料(建议):**

1. 建立后勤安全保障应急预案。

2. 制定后勤安全保障应急预案培训计划。

3. 后勤应急演练方案。

4. 应急演练及培训讲座记录、照片。

5. 供电设施巡查记录。

## 【A】根据演练效果和定期检查情况,制定改进措施并落实。

**工作要求:**

根据实操演练的实际效果和定期检查存在的问题,制定进一步改进的措施方案,有具体整改落实的结果。

**工作概况：**

现场查看改进的措施方案,整改落实的结果记录。

**支持性材料目录(建议)：**

1. 后勤应急演练总结。

2. 后勤应急演练整改记录表。

3. 后勤安全保障存在问题的通报。

4. 后勤安全保障存在问题的整改落实方案。

5. 关于后勤安全保障存在的问题整改落实情况的结果记录。

**支持性材料(建议)：**

1. 后勤应急演练总结。

2. 后勤应急演练整改记录表。

3. 后勤安全保障存在问题的通报。

4. 后勤安全保障存在问题的整改落实方案。

5. 关于后勤安全保障存在的问题整改落实情况的结果记录。

# 4.5　信息管理

## 4.5.1　信息系统建设

现代信息技术在医疗卫生领域的应用有助于实现资源整合、流程优化,降低运行成本,提高服务质量,提高工作效率和管理水平。医药卫生体制机制改革明确要求完善以疾病控制网络为主体的公共卫生信息系统,提高预测预警和分析报告能力,鼓励医疗机构应用互联网等信息技术拓展医疗服务空间和内容,构建覆盖诊前、诊中、诊后的线上线下一体化医疗服务模式。加快推进卫生信息化建设,对于有效落实医改措施、提高医疗卫生服务质量和效率、降低医药费用、促进人人享有基本医疗卫生服务目标的实现具有重要的战略意义。分级诊疗制度构建、医联体建设、签约服务工作的落实同样离不开信息技术支持,建立区域性医疗卫生信息平台,实现电子健康档案和电子病历的连续记录以及不同级别、不同类别医疗机构之间的信息共享、业务协同,确保转诊信息畅通。信息系统建设按照《全国基层医疗卫生机构信息化建设标准与规范(试行)》执行。

**【C-1】制定保障社区卫生服务中心信息系统建设、管理和信息资源共享的相关制度。**

**工作要求：**

年度工作计划(或中长期发展规划)、年度总结中有信息化建设内容。确保信息系统稳定性、可靠性制定的相关管理制度、规范化操作流程。建立机构内部医疗卫生业务数据管理、信息资源共享、信息安全管理制度。

**工作概况：**

现场查看相关制度。

**支持性材料目录（建议）：**

1. 社区卫生服务中心网络拓扑图。

2. 年度工作计划或中长期发展规划（信息化建设内容）。

3. 年度总结中有信息化建设内容。

4. 中心信息系统应急预案。

5. 确保信息系统稳定性、可靠性制定的相关管理制度，如网络安全管理办法、机房安全管理制度、IT 系统数据备份与恢复管理指南、系统变更管理规范、备份介质恢复性测试规定。

6. 规范化操作流程。

7. 机构内部医疗卫生业务数据管理制度。

8. 信息资源共享制度。

9. 信息安全管理制度（加盖公章）。

**支持性材料（建议）：**

1. 社区卫生服务中心网络拓扑图。

2. 年度工作计划或中长期发展规划（信息化建设内容）。

3. 年度总结中有信息化建设内容。

4. 中心信息系统应急预案。

5. 确保信息系统稳定性制度、可靠性制定的相关管理制度，如网络安全管理办法、机房安全管理制度、IT 系统数据备份与恢复管理指南、系统变更管理规范、备份介质恢复性测试规定。

6. 机房设备操作手册、规范化操作流程。

7. 机构内部医疗卫生业务数据管理制度。

8. 信息资源共享制度。

9. 信息安全管理制度（加盖公章）。

## 【C-2】设置信息化管理专（兼）职机构或人员。

**工作要求：**

有专（兼）职信息管理部门或者人员。

**工作概况：**

现场查看专（兼）职信息管理部门、人员及岗位职责。

**支持性材料目录（建议）：**

1. 设立信息化管理专（兼）职部门或者人员的通知。

2. 专（兼）职信息管理人员花名册。

3. 各岗位人员工作岗位职责表。

**支持性材料（建议）：**

1. 设立信息化管理专（兼）职部门或者人员的通知。

2. 专（兼）职信息管理人员花名册。

3. 各岗位人员工作岗位职责表。

**【C-3】建立财务、药房、门诊、住院、检验、放射等信息系统,满足基本医疗和公共卫生服务功能需求。**

**工作要求:**

1. 建立财务、药房、门诊、住院、检验、放射等信息系统,满足基本医疗和公共卫生服务功能需求。

2. 基本医疗业务系统(模块)应包括:药房管理、门诊医生工作站、门诊输液管理、住院(如有)电子病历、住院(如有)医嘱系统、护理工作站、LIS、RIS、PACS。

3. 公共卫生业务系统(模块)应包括:儿童保健、预防接种、孕产妇保健、高血压患者管理、糖尿病患者管理、结核病患者管理、传染病管理、慢性病及其健康危险因素、精神卫生管理、老年人健康管理、中医体质辨识等应用,不少于8个。

4. 日常运行管理系统应包括:挂号、收费、门诊分诊、排队叫号、财务管理系统、自助服务(费用查询、诊疗项目查询、药品查询、挂号、检验报告打印),不少于4项。

**工作概况:**

现场查看信息系统及维护记录。

**支持性材料目录(建议):**

1. 基本医疗业务系统(模块)截图及维护记录。

2. 公共卫生业务系统(模块)截图及维护记录。

3. 日常运行管理系统(模块)截图及维护记录。

**支持性材料(建议):**

1. 基本医疗业务系统(模块)截图及维护记录。

2. 公共卫生业务系统(模块)截图及维护记录。

3. 日常运行管理系统(模块)截图及维护记录。

**【C-4】定期召开信息化建设专题会议,建立信息使用与信息管理部门沟通协调机制。**

**工作要求:**

定期召开信息化建设专题会议,建立信息使用与信息管理部门沟通协调机制。

**工作概况:**

现场查看会议记录和相关协调机制。

**支持性材料目录(建议):**

1. 建立信息使用与信息管理部门沟通协调机制的通知。

2. 信息化建设专题会议签到、会议记录、照片等。

**支持性材料(建议):**

1. 建立信息使用与信息管理部门沟通协调机制的通知。

2. 信息化建设专题会议签到、会议记录、照片等。

**【B-1】机构内医疗、健康档案、公共卫生、检查检验等信息互联互通。**

**工作要求:**

机构内医疗、健康档案、公共卫生、检查检验等信息互联互通。

电子医技检查申请单基本信息自动生成,申请单种类不少于3种。医生诊疗服务过程中通过医生工作站查看病人的检验、检查结果。诊疗过程中自动提醒糖尿病、高血压新发病人建卡、慢性病病人随访。糖尿病、高血压患者建卡、随访能够共享医疗服务信息,包括病人基本信息、血压、血糖、糖化血红蛋白值。诊疗服务过程中能够调阅健康档案。通过健康档案浏览器查看诊疗服务记录、公共卫生服务记录。其中,医疗服务记录包括:就诊机构、诊断信息、用药记录、检验结果、检查报告。公共卫生服务记录包括:慢性病患者管理信息、慢性病患者随访记录、预防接种记录、儿童保健记录、孕产妇保健记录、残疾人服务记录、健康体检记录、中医体质辨识信息、老年人健康管理信息。

重点人群健康档案统计分析,按年龄段、人群、病种等多维度查询。

**工作概况:**

现场查看以上各类应用的互联互通情况。

**支持性材料目录(建议):**

1. 电子医技检查申请单(不少于 3 种)截图。

2. 医生工作站查看病人的检验、检查结果、诊疗过程中自动提醒糖尿病、高血压新发病人建卡、慢性病病人随访的截图。

3. 糖尿病、高血压患者建卡、随访能够共享医疗服务信息,包括病人基本信息、血压、血糖、糖化血红蛋白值的截图。

4. 诊疗界面调阅健康档案的截图。

5. 通过健康档案浏览器查看诊疗服务记录、公共卫生服务记录。其中,医疗服务记录包括就诊机构、诊断信息、用药记录、检验结果、检查报告的截图。

6. 慢性病患者管理信息、慢性病患者随访记录、预防接种记录、儿童保健记录、孕产妇保健记录、残疾人服务记录、健康体检记录、中医体质辨识信息、老年人健康管理信息的截图。

7. 重点人群健康档案统计分析,按年龄段、人群、病种等多维度查询的截图。

**支持性材料(建议):**

1. 电子医技检查申请单(不少于 3 种)截图。

2. 医生工作站查看病人的检验、检查结果、诊疗过程中自动提醒糖尿病、高血压新发病人建卡、慢性病病人随访的截图。

3. 糖尿病、高血压患者建卡、随访能够共享医疗服务信息,包括病人基本信息、血压、血糖、糖化血红蛋白值的截图。

4. 诊疗界面调阅健康档案的截图。

5. 通过健康档案浏览器查看诊疗服务记录、公共卫生服务记录。其中,医疗服务记录包括就诊机构、诊断信息、用药记录、检验结果、检查报告的截图。

6. 慢性病患者管理信息、慢性病患者随访记录、预防接种记录、儿童保健记录、孕产妇保健记录、残疾人服务记录、健康体检记录、中医体质辨识信息、老年人健康管理信息的截图。

7. 重点人群健康档案统计分析,按年龄段、人群、病种等多维度查询的截图。

**【B-2】信息系统支持运行、管理、监管及签约服务等业务。**

**工作要求:**

信息系统(模块)支持服务数量、医疗费用、疾病排名、药品使用等统计分析。信息系统(模块)支持 KPI 管理。支持通过 PC 或者移动终端开展家庭医生签约、续约、解约。

**工作概况：**

现场查看统计分析系统(模块)、KPI管理的目录清单,对应的系统、家庭医生签约、续约、解约系统。

**支持性材料目录(建议)：**

1. 服务数量、医疗费用、疾病排名、药品使用等统计分析截图。

2. 信息系统(模块)支持KPI管理的目录清单。

3. 支持通过PC或者移动终端开展家庭医生签约、续约、解约截图。

**支持性材料(建议)：**

1. 服务数量、医疗费用、疾病排名、药品使用等统计分析截图。

2. 信息系统(模块)支持KPI管理的目录清单。

3. 支持通过PC或者移动终端开展家庭医生签约、续约、解约截图。

**【A－1】信息系统支持双向转诊和远程医疗的开展。**

**工作要求：**

1. 信息系统(模块)支持为有需要的病人提供上级医院的转诊(会诊),转诊单信息包括病人基本信息、简要病史(重要阳性和阴性体征)、诊断、转诊(会诊)目的。

2. 信息系统(模块)支持接受上级医院病人的"下转",下转单信息包括病人基本信息、简要病史、下转目的。

3. 信息系统(模块)能够为有需要的病人提供上级医院的预约门诊服务。

4. 转诊单自动生成(共享)诊疗服务信息,包括病人基本信息、病史、诊断。

5. 转诊(会诊)支持检验、检查结果上传。

6. 双向转诊(会诊)需要实现闭环管理,包括状态查询,能够实现对回转病人的进一步处理。支持双向转诊的统计分析。

7. 借助"医联体、医共体、专科联盟、第三方服务"等途径开展远程会诊、病理诊断、影像诊断、心电图诊断等不少于2种远程医疗服务。

**工作概况：**

现场查看以上工作要求1～7项6个月以上的数据系统、各种应用,包括表单,统计分析图表。

**支持性材料目录(建议)：**

1. 电子转诊(会诊)单,包括病人基本信息、简要病史(重要阳性和阴性体征)、诊断、转诊(会诊)目的截图。

2. 信息系统(模块)支持接受上级医院病人的"下转",下转单信息包括病人基本信息、简要病史、下转目的截图。

3. 信息系统(模块)能够为有需要的病人提供上级医院的预约门诊服务截图。

4. 转诊单自动生成(共享)诊疗服务信息,包括病人基本信息、病史、诊断截图。

5. 转诊(会诊)检验、检查结果上传截图。

6. 双向转诊(会诊)需要实现闭环管理,包括状态查询,能够实现对回转病人的进一步处理。支持双向转诊的统计分析的截图。

7. 借助"医联体、医共体、专科联盟、第三方服务"等途径开展远程会诊、病理诊断、影像诊断、心电图诊断等不少于2种远程医疗服务的截图。

**支持性材料(建议):**

1. 电子转诊(会诊)单、包括病人基本信息、简要病史(重要阳性和阴性体征)、诊断、转诊(会诊)目的截图。

2. 信息系统(模块)支持接受上级医院病人的"下转",下转单信息包括病人基本信息、简要病史、下转目的截图。

3. 信息系统(模块)能够为有需要的病人提供上级医院的预约门诊服务截图。

4. 转诊单自动生成(共享)诊疗服务信息,包括病人基本信息、病史、诊断截图。

5. 转诊(会诊)检验、检查结果上传截图。

6. 双向转诊(会诊)需要实现闭环管理,包括状态查询,能够实现对回转病人的进一步处理。支持双向转诊的统计分析的截图。

7. 借助"医联体、医共体、专科联盟、第三方服务"等途径开展远程会诊、病理诊断、影像诊断、心电图诊断等不少于2种远程医疗服务的截图。

## 【A-2】系统具备临床决策支持功能。

**工作要求:**

系统具备临床决策支持功能:

(1)信息系统有抗生素分级管理功能,违规使用抗生素能够自动提醒。

(2)信息系统对重复用药、诊断用药不符、用药以及检查检验项目与性别、年龄不符时能够自动提醒。

(3)信息系统有危急值警示功能。

(4)信息系统对血糖、血压、身高、体重异常数据校验并自动提醒。

**工作概况:**

现场查看以上(1)~(4)各类(种)应用的系统。

**支持性材料目录(建议):**

1. 信息系统有抗生素分级管理功能,违规使用抗生素能够自动提醒的截图。

2. 信息系统对重复用药、诊断用药不符、用药以及检查检验项目与性别、年龄不符时能够自动提醒的截图。

3. 信息系统有危急值警示功能的截图。

4. 信息系统对血糖、血压、身高、体重异常数据校验并自动提醒的截图。

**支持性材料(建议):**

1. 信息系统有抗生素分级管理功能,违规使用抗生素能够自动提醒的截图。

2. 信息系统对重复用药、诊断用药不符、用药以及检查检验项目与性别、年龄不符时能够自动提醒的截图。

3. 信息系统有危急值警示功能的截图。

4. 信息系统对血糖、血压、身高、体重异常数据校验并自动提醒的截图。

## 【A-3】建立统一的基层医疗卫生机构信息系统,部署在区县级及以上全民健康信息平台。

**工作要求:**

建立统一的基层医疗卫生机构信息系统,部署在区县级及以上全民健康信息平台。

建立区域信息平台,机构内部信息自动上传。居民健康档案信息包括跨机构(社区卫生服务机构之间,社区卫生服务机构与医疗机构、公共卫生专业机构之间)的服务记录。

**工作概况:**

现场查看信息系统、区域平台应用系统,随时上传(或者平台抽取)数据"作业"界面。

**支持性材料目录(建议):**

1. 在区县级及以上全民健康信息平台的截图。

2. 居民健康档案信息跨机构(社区卫生服务机构之间,社区卫生服务机构与医疗机构、公共卫生专业机构之间)的服务记录截图。

**支持性材料(建议):**

1. 在区县级及以上全民健康信息平台的截图。

2. 居民健康档案信息跨机构(社区卫生服务机构之间,社区卫生服务机构与医疗机构、公共卫生专业机构之间)的服务记录截图。

## 4.5.2 信息安全

基层医疗卫生机构的信息安全管理是基层医疗卫生机构整体管理的重要组成部分,在信息安全工作中必须管理与技术并重,进行综合防范,才能有效保障安全。

**【C-1】有加强信息安全的相关制度。**

**工作要求:**

有加强信息安全的相关制度,具有明确的信息安全管理机构及职责,并建立较健全的安全管理制度。

**工作概况:**

现场查看信息安全管理机构的文件、信息安全管理制度的文件。

**支持性材料目录(建议):**

1. 安全事件报告和处置管理制度。

2. 机房安全管理制度。

3. 机房安全检查表格(记录)。

4. 网络安全管理办法。

5. 网络日常维护作业计划。

6. 岗位安全协议。

7. 员工保密协议书。

**支持性材料目录:**

1. 安全事件报告和处置管理制度。

2. 机房安全管理制度。

3. 机房安全检查表格(记录)。

4. 网络安全管理办法。

5. 网络日常维护作业计划。

6. 岗位安全协议。

7. 员工保密协议书。

**【C-2】有保障信息系统安全措施和应急处理预案,具有防灾备份系统,实现网络运行监控,有防病毒、防入侵措施。**

**工作要求:**

1. 有保障信息系统安全的措施和应急处理预案,具有防灾备份系统,实现网络运行监控,有防病毒、防入侵措施。

2. 具有重要网段和其他网段之间的隔离措施,有详细可行的信息系统故障应急预案,包含网络、服务器等不同故障的处置预案,具有网络监控功能,有最新病毒库的防病毒软件,防入侵功能配置合理。

3. 安全措施指核心信息系统的网络隔离措施,具有网络监控功能的措施,防病毒的措施等。应急预案指具有不同类型故障的应急处置预案。

**工作概况:**

现场查看网络安全设备配置情况、网络监控情况、防病毒软件、信息系统故障的应急预案材料等。

**支持性材料目录(建议):**

1. 信息系统应急处理预案(包含网络、服务器等不同故障的处置预案)。

2. 安全事件报告和处置管理制度。

3. IT系统数据备份与恢复管理指南。

4. 备份介质恢复性测试制度。

5. 移动介质管理办法。

6. 信息安全设备管理办法。

7. 信息系统安全管理制度。

8. 恶意代码防范管理规范。

9. 工作人员及来访人员信息安全管理办法。

10. 网络安全管理办法。

11. 系统变更管理规范。

**支持性材料(建议):**

1. 信息系统应急处理预案。

2. 安全事件报告和处置管理制度。

3. IT系统数据备份与恢复管理指南。

4. 备份介质恢复性测试制度。

5. 移动介质管理办法。

6. 信息安全设备管理办法。

7. 信息系统安全管理制度。

8. 恶意代码防范管理规范。

9. 工作人员及来访人员信息安全管理办法。

10. 网络安全管理办法。

11. 系统变更管理规范。

**【C-3】有信息网络运行、设备管理和维护、系统更新、增补记录。**

**工作要求:**

有信息网络运行、设备管理和维护、系统更新、增补记录。具有定期登记的网络及设备巡检记录，核心信息系统的日志记录完整。

巡检记录指核心信息系统的网络及设备的巡检或维护记录。日志记录指核心信息系统的日志记录。

**工作概况：**

现场查看巡检或维护记录的证明材料、核心信息系统功能更新、功能增补的日志记录等。

**支持性材料目录（建议）：**

1. 机房设备操作手册。
2. 信息设备定期维护表。
3. 信息设备操作手册。
4. 信息系统资产清单表。
5. 信息资产管理办法。
6. 软件开发管理制度。
7. 系统变更管理规范。
8. 信息分类及标识方法。
9. 定期登记的网络及设备巡检记录。
10. 核心信息系统的日志记录完整。
11. 核心信息系统的网络及设备的巡检或维护记录。
12. 核心信息系统的日志记录。

**支持性材料（建议）：**

1. 机房设备操作手册。
2. 信息设备定期维护表。
3. 信息设备操作手册。
4. 信息系统资产清单表。
5. 信息资产管理办法。
6. 软件开发管理制度。
7. 系统变更管理规范。
8. 信息分类及标识方法。
9. 定期登记的网络及设备巡检记录。
10. 核心信息系统的日志记录完整。
11. 核心信息系统的网络及设备的巡检或维护记录。
12. 核心信息系统的日志记录。

**【B】信息安全采用身份认证、权限控制，保障网络信息安全和病人隐私。**

**工作要求：**

信息安全采用身份认证、权限控制，保障网络信息安全和病人隐私。

具有身份认证功能，系统软件和应用软件具有规范的用户授权控制功能，提供数据访问警示服务或防泄漏功能。

（1）身份认证：核心信息系统进行身份认证的措施。

（2）权限控制：核心信息系统中不同角色医生的权限控制。

（3）数据保护：隐私数据访问的警示功能或敏感数据防泄漏功能。

**工作概况：**

现场查看身份认证措施的界面、权限控制的界面、数据保护功能的界面。

**支持性材料目录（建议）：**

1. 身份认证：核心信息系统进行身份认证的截图。

2. 权限控制：核心信息系统中不同角色医生的权限控制的截图。

3. 数据保护：隐私数据访问的警示功能或敏感数据防泄漏功能的截图。

**支持性材料（建议）：**

1. 身份认证：核心信息系统进行身份认证的截图。

2. 权限控制：核心信息系统中不同角色医生的权限控制的截图。

3. 数据保护：隐私数据访问的警示功能或敏感数据防泄漏功能的截图。

## 【A－1】有信息安全运行应急演练。

**工作要求：**

有信息安全运行应急演练，定期执行应急演练并有详细记录。应急演练指根据信息系统的应急演练方案开展应急演练。

**工作概况：**

现场查看应急演练记录。

**支持性材料目录（建议）：**

1. 信息系统的应急演练方案。

2. 信息系统的应急演练照片。

3. 信息系统的应急演练总结。

**支持性材料（建议）：**

1. 信息系统的应急演练方案。

2. 信息系统的应急演练照片。

3. 信息系统的应急演练总结。

## 【A－2】具有防灾备份系统。

**工作要求：**

对核心服务器、核心网络设备采用冗余备份如双机热备、集群等。有安全、完善的数据库备份措施。

**工作概况：**

现场查看防灾备份措施。

**支持性材料目录（建议）：**

1. 安全、完善的数据库备份措施，防灾备份程序运行情况。

2. 定期备份记录。

3. 备份设备（硬件）照片。

**支持性材料（建议）：**

1. 防灾备份程序运行情况。

2. 定期备份记录。

3. 备份设备(硬件)照片。

# 4.6　行风建设管理

## 4.6.1　医德医风建设

在医药卫生体制改革不断深化的新形势下,加强医德医风建设,进一步提高医务人员职业道德素质,对提升医疗质量和服务水平、构建和谐医患关系、推动社区卫生事业又好又快发展具有十分重要的意义。大力弘扬"敬佑生命、救死扶伤、甘于奉献、大爱无疆"卫生健康崇高精神。

**【C-1】加强医德医风建设,建立医德考评公示制度。**

**工作要求:**

建立医德医风考核与评价制度,并建立医德医风考核档案。医德考核与评价方法可分为自我评价、社会评价、科室考核和上级考核。

**工作概况:**

现场查看医德医风考核评价制度、医德医风考评公示制度及相关评价资料。

**支持性材料目录(建议):**

1. 医德医风考核和评价制度、计划、总结。

2. 医德医风考核和评价方案。

3. 医德医风考核档案。

4. 医德医风自查表、自查报告。

5. 专项行动工作情况记录表、汇总表。

**支持性材料(例):**

1. ×××社区卫生服务中心医德医风考核和评价制度、计划、总结(加盖公章)。

2. ×××社区卫生服务中心医德医风考核和评价方案(加盖公章)。

3. ×××社区卫生服务中心医德医风考核档案。

4. ×××社区卫生服务中心医德医风自查表、自查报告。

5. ×××社区卫生服务中心专项行动工作方案、情况记录表、汇总表。

**【C-2】医德考评结果与医务人员晋职晋升、评先选优、绩效工资等衔接。**

**工作要求:**

医德医风考评要坚持实事求是、客观公正的原则,坚持考核制度化,将考核与医务人员的工作、薪酬、晋升相结合。

**工作概况:**

现场查看日常考核与年度考核相关资料。

**支持性材料目录(建议):**

1. 医德医风考核和评价制度、计划、总结。

2. 医务人员医德医风档案。

3. 医德医风考核奖惩、评比资料。

4. 医德医风考评结果与晋职晋升、评先选优、绩效工资挂钩情况。

**支持性材料(例):**

1. ×××社区卫生服务中心医德医风考核和评价制度、计划、总结(加盖公章)。

2. ×××社区卫生服务中心医德医风考核和评价方案(加盖公章)。

3. ×××社区卫生服务中心医德医风考核档案。

4. ×××社区卫生服务中心医德医风考核奖惩。

5. ×××社区卫生服务中心医德医风评比活动(记录和照片)。

## 【C-3】设置投诉电话或举报箱,及时处理群众投诉。

**工作要求:**

建立投诉受理部门,有投诉处理机制及反馈机制,设置投诉电话或举报箱,并公开举报电话,及时处理群众投诉。

**工作概况:**

现场查看投诉处理制度、相关处理资料,电话公示于醒目位置。

**支持性材料目录(建议):**

1. 投诉处理流程和制度。

2. 相关处理投诉资料。

3. 医院内公开设置投诉电话、举报箱(照片)。

**支持性材料(例):**

1. ×××社区卫生服务中心投诉处理制度(加盖公章)。

2. ×××社区卫生服务中心投诉处理流程(加盖公章)。

3. ×××社区卫生服务中心公开设置投诉电话,举报箱(照片)。

4. ×××社区卫生服务中心相关处理投诉资料。

## 【B】医德医风建设有成效,对优秀科室及先进个人,制定宣传、表彰、奖励措施并落实。

**工作要求:**

有对优秀科室及先进个人的激励措施并落实到位,有宣传阵地及措施,营造学习先进、崇尚模范的氛围。

**工作概况:**

现场查看医务人员职业道德宣传教育活动相关资料,有激励先进的措施和落实的相关资料。

**支持性材料目录(建议):**

1. 评先选优制度和方案。

2. 奖励措施和落实的相关资料。

3. 职业道德宣传教育活动记录。

**支持性材料(例):**

1. ×××社区卫生服务中心评先选优制度和方案(加盖公章)。

2. ×××社区卫生服务中心奖励措施和落实的相关资料(记录、照片、绩效奖金单)。

3. ×××社区卫生服务中心职业道德宣传教育活动(记录、照片)。

4. ×××社区卫生服务中心投诉奖惩资料(记录、照片、绩效奖金单)。

5. ×××社区卫生服务中心有宣传阵地及措施,营造学习先进、崇尚模范的氛围(文件、图片)。

**【A】社区卫生行风建设有成效,相关工作得到县(区)级及以上政府相关部门表彰。**

**工作要求:**

在媒体有典型报道。原创的经验、做法在全国、本省、市、县卫生系统推广应用。荣获县(区)级及以上党建和精神文明职业道德建设成果奖项。

**工作概况:**

现场查看各类媒体报纸资料或被推广应用的经验、各类党建或精神文明创建成果的奖项证书。

**支持性材料目录(建议):**

1. 信息报道汇总表。

2. 荣誉统计汇总表。

**支持性材料(例):**

1. ×××社区卫生服务中心信息报道汇总表(加盖公章)。

2. ×××社区卫生服务中心荣誉统计汇总表(记录、照片)。

# 4.7  科研管理

## 4.7.1  科研管理★

学科是基础和平台,人才是根本和关键,学科建设重在优秀的全科医学人才培养,科研工作的开展是学科建设的载体和支撑平台。社区科研工作是对社区卫生各项工作的总结和探索,是提升社区工作人员内涵的重要措施和手段。

**【C】建立科研课题管理制度。**

**工作要求:**

单位有促进科研工作的相关管理制度,由专门部门管理和专人负责。

**工作概况:**

现场查看红头文件(本单位)形式的科研管理文件。

**支持性材料目录(建议):**

1. 单位科研管理制度。

2. 单位绩效考核办法或细则。

3. 员工手册。

**支持性材料(建议):**

1. 单位科研管理制度。

2. 单位绩效考核办法或细则中关于促进科研工作的相关激励政策。

3. 员工手册中关于促进科研工作的相关激励政策。

**【B】近3年至少承担1项科研课题。**

**工作要求:**

承担课题是指本单位作为第一完成单位,项目负责人是本单位在岗职工。课题立项单位至少是区(县)级及以上卫生健康行政部门或同级的其他部门或区级学会(协会)及以上相关平行单位立项,不含本单位立项的课题。

**工作概况:**

现场查看课题立项的批文和进账单。

**支持性材料目录(建议):**

现场查看课题立项的批文和进账单。

**支持性材料(建议):**

1. 课题立项的批文(本单位作为第一完成单位,项目负责人是本单位在岗职工)。

2. 课题项目进账单。

**【A】注重课题研究结果产出和转化。**

**工作要求:**

课题研究的论文发表在新闻出版总署期刊目录中规定的期刊或有科技成果鉴定、获得专利或科技成果奖等。

**工作概况:**

现场查看相关论文或成果转化等相关材料。

**支持性材料目录(建议):**

1. 课题研究的论文发表期刊。

2. 课题研究的论文的科技成果鉴定。

3. 课题研究的论文获得的专利或科技成果奖等相关材料。

**支持性材料(建议):**

1. 课题研究的论文发表期刊目录照片。

2. 课题研究的论文的科技成果鉴定。

3. 课题研究的论文获得的专利或科技成果奖等相关材料。

## 4.7.2 培训管理★

落实全科医生继续教育制度,提升全科医生临床技能,加强社区卫生的培训管理,适应社区卫生服务发展需求。

## 【C-1】作为地市级培训基地。

**工作要求：**

地市级卫生健康行政部门、行业学会（协会）等认定的培训基地。

**工作概况：**

现场查看相关认定文件。

**支持性材料目录（建议）：**

地市级卫生健康行政部门、行业学会（协会）等下发的培训基地认定批复和（或）授予的铜牌。

**支持性材料（建议）：**

地市级卫生健康行政部门、行业学会（协会）等下发的培训基地认定批复和（或）授予的铜牌。

## 【C-2】建立规范的培训管理制度，有培训计划、大纲、总结等。

**工作要求：**

规范的培训管理制度应至少包括培训目标、培训的组织体系构建、培训计划、培训大纲、效果评价、档案整理等。

**工作概况：**

现场查看培训管理制度。

**支持性材料目录（建议）：**

培训管理制度。

**支持性材料（建议）：**

培训管理制度。

## 【C-3】开展相关培训。

**工作要求：**

单位作为培训主体负责相应行政区内所有卫计人员的业务培训。

**工作概况：**

按照基地培训要求的指标体系，进行现场评估和查看资料，如课程表、课件、签到表、培训记录（包括照片）、考核等。

**支持性材料目录（建议）：**

1. 区内卫计人员培训课程表。
2. 区内卫计人员培训课件。
3. 区内卫计人员培训签到表。
4. 区内卫计人员培训记录（包括照片）。
5. 区内卫计人员培训考核及效果评价。

**支持性材料（建议）：**

1. 区内卫计人员培训课程表。
2. 区内卫计人员培训课件。
3. 区内卫计人员培训签到表。

4. 区内卫计人员培训记录（包括照片）。

5. 区内卫计人员培训考核及效果评价。

【B-1】作为省级培训基地。

**工作要求：**

各省及直辖市卫生健康行政部门、行业学会（协会）等认定的培训基地。

**工作概况：**

查看相关认定文件。

**支持性材料目录（建议）：**

省及直辖市卫生健康行政部门、行业学会（协会）等下发的培训基地认定批复和（或）授予的铜牌。

**支持性材料（建议）：**

省及直辖市卫生健康行政部门、行业学会（协会）等下发的培训基地认定批复和（或）授予的铜牌。

【B-2】开展了相关培训。

同【C-3】。

【A-1】作为国家级培训基地。

**工作要求：**

国家级行政部门、行业学会（协会）等认定的培训基地。

**工作概况：**

查看相关认定文件。

**支持性材料目录（建议）：**

国家级卫生健康行政部门、行业学会（协会）等下发的培训基地认定批复和（或）授予的铜牌。

**支持性材料（建议）：**

国家级卫生健康行政部门、行业学会（协会）等下发的培训基地认定批复和（或）授予的铜牌。

【A-2】开展了相关培训。

同【C-3】。

# 4.8　社区协同和居民参与

## 4.8.1　社区协同

社区卫生服务具有很强的社会性，应积极争取民政、公安、教育、残联、老龄办等部门支持，共同营造健康社区、和谐社区之目标。

【C】与街道(镇)、民政、公安、教育、残联、老龄办等相关部门密切配合。

工作要求：

1. 街道(镇)相关部门应按照各自职责,为社区卫生服务中心提供支持。社区卫生服务中心应在上级主管部门的领导和组织下,积极主动与民政、公安、教育、残联、老龄办等政府相关部门就社区安全、学校卫生、社区养老,以及低保、残疾、学生、孕产妇、老年人等重点人群健康管理等工作保持协调沟通。

2. 每年应有参加相关部门会议的记录不少于2次,每次记录应有社区卫生工作讨论内容。

工作概况：

现场查看街道部门会议记录。

支持性材料目录(建议)：

1. 政府相关部门联席会议制度。

2. 政府相关部门联席会议记录。

支持性材料(建议)：

1. 政府相关部门联席会议制度。

2. 政府相关部门联席会议记录。

【B】与街道办事处和社区建立沟通协调机制,共同制定卫生服务工作计划,定期总结。

工作要求：

街道办事处应成立健康促进委员会(或社区卫生工作委员会等类似机构),由社区居委会及各相关部门参与,每年应有不少于1次的会议,支持和帮助社区卫生服务中心和社区卫生服务站解决必需的业务用房和工作中遇到的困难,切实支持发展社区卫生服务。街道年度工作计划有对社区卫生支持协调的内容,半年和年度总结中应有社区卫生服务扶持落实情况。

工作概况：

现场查看街道健康促进委员会成立发文、会议记录、年度计划、半年和年度工作总结。

支持性材料目录(建议)：

1. 所辖街道关于成立健康促进委员会的通知。

2. 健康促进委员会会议记录。

3. 街道年度计划、半年和年度工作总结。

支持性材料(建议)：

1. 所辖街道关于成立健康促进委员会的通知。

2. 健康促进委员会会议记录。

3. 街道年度计划(须有对社区卫生支持协调的内容)。

4. 街道半年和年度工作总结(须有对社区卫生服务扶持落实情况)。

【A-1】与辖区企事业单位等功能社区相互配合。

工作要求：

功能社区是围绕人的不同社会活动形成的区域,是指区域内以党团、政府、机关、医院、学校、社团、企事业单位、企业楼宇等工作单位、团体成员为主组成的社区。鼓励社区卫生服务中心面向服务区域内的机关单位、学校、写字楼等功能社区人群,开展有针对性的基本医疗和公共卫生服务。社区卫生服务中心要引导社区居民参与社区卫生服务和健康促进工作,充分发挥团体干预的作用。要有详细的服务记录,每年不少于2次服务。

**工作概况:**

现场查看功能社区服务记录。

**支持性材料目录(建议):**

社区卫生服务中心面向功能社区人群开展有针对性的基本医疗和公共卫生服务的相关服务记录。

**支持性材料(建议):**

社区卫生服务中心面向功能社区人群开展有针对性的基本医疗和公共卫生服务的相关服务记录。

**【A-2】与辖区内养老机构开展多种形式的协议合作,推进医养结合。**

**工作要求:**

与辖区内养老机构有服务协议,服务内容超过3种形式,如对养老机构内设医疗机构的指导、上门巡诊、建立家庭病床、双向转诊、上门护理服务、建立健康档案、提供基本公共卫生服务等。对养老机构符合条件的本辖区老人应建立健康档案。

**工作概况:**

现场查看辖区内养老机构服务协议。

**支持性材料目录(建议):**

1. 辖区内养老机构服务协议。

2. 对养老机构符合条件的本辖区老人应建立健康档案。

**支持性材料(建议):**

1. 辖区内养老机构服务协议。

2. 对养老机构符合条件的本辖区老人应建立健康档案。

## 4.8.2　社会认同

社区卫生服务中心开展工作需要社会各界和社区的支持和协同,也应当接受社会的监督,不断完善服务设施,改进服务流程,优化服务细节,提高服务质量和服务水准,为居民提供优质的服务。

**【C】定期邀请社会监督员对机构工作进行监督评价,对监督组织提出的问题和建议进行整改。**

**工作要求:**

1. 社区卫生服务中心应当自觉接受社会监督,在辖区聘请热心于社区工作、对社区卫生服务有一定认识的人员担任社会监督员,建立社会监督组织。有详细的监督员名单,有监督员反馈记录。

2. 社区卫生服务中心、全科团队要定期向监督组织通报工作情况,结合年度工作总结、定期的绩效考核等,邀请监督员对机构和全科团队及成员的工作进行评价。每年不少于 2 次。

3. 对监督员提出的问题和建议,要根据其内容进行分析,提出整改措施,落实到科室和责任人,并将整改情况向社区及监督员进行反馈,有详细的整改反馈记录。

**工作概况:**

现场查看社区监督员名册、会议记录,有整改的应有反馈记录。

**支持性材料目录(建议):**

1. 关于成立辖区内社会监督组织的通知。

2. 社区监督员聘书。

3. 社会监督组织会议记录。

4. 社会监督组织会议问题整改清单。

5. 社会监督组织会议整改反馈记录。

**支持性材料(建议):**

1. 关于成立辖区内社会监督组织的通知。

2. 社区监督员聘书。

3. 社会监督组织会议记录。

4. 社会监督组织会议问题整改清单。

5. 社会监督组织会议整改反馈记录。

**【B】年内服务投诉处理有登记,处理结果记录完整、清楚。**

**工作要求:**

建立服务对象投诉处置制度,明确受理责任科室,制定投诉处置流程,制定规范的投诉处置记录台账,做到每件投诉有处理结果,并将服务对象投诉情况与机构对职工的奖惩相挂钩。通过投诉的处置,不断改进医德医风,提高服务质量。

**工作概况:**

现场查看制度台账、投诉记录台账、奖惩记录。

**支持性材料目录(建议):**

1. 服务对象投诉处置制度。

2. 单位员工手册。

3. 单位投诉记录本。

4. 绩效发放记录。

**支持性材料(建议):**

1. 服务对象投诉处置制度。

2. 单位员工手册。

3. 单位投诉记录本。

4. 绩效发放记录。

**【A】被社会各界认同,受到媒体等关注和正面宣传,得到各级各类表彰。**

**工作要求:**

社区卫生服务中心要主动与媒体做好沟通,采取各种方式做好宣传,让社会各界了解社区卫生服务中心的服务功能、服务特点,了解国家大力发展社区卫生服务的各项政策,以争取社会各界更好的支持。

**工作概况:**

查看媒体报道材料。

**支持性材料目录(建议):**

1. 媒体等正面宣传报道。

2. 单位受到的各级各类表彰。

**支持性材料(建议):**

1. 媒体等正面宣传报道。

2. 单位受到的各级各类表彰。

## 4.8.3 志愿者服务

原国家卫生计生委《关于印发进一步改善医疗服务行动计划(2018—2020 年)的通知》指出,自 2018 年起,医疗机构要建立医务社工和志愿者制度。医疗机构大力推行志愿者服务,鼓励医务人员、医学生、有爱心的社会人士等经过培训后为患者提供志愿者服务。

**【C】建立志愿者或社会组织参与社区卫生服务。**

**工作要求:**

志愿者队伍可由社区卫生机构人员、辖区居民、学生、企事业单位人员等组成,建立有组织的 App 平台或微信、QQ 群等联系方式,能经常参与社区卫生服务的有关工作,满足工作需要。志愿者队伍不少于 10 人。

**工作概况:**

现场查看志愿者名单及工作任务方案。

**支持性材料目录(建议):**

1. 关于成立社区卫生服务志愿者的通知。

2. 单位社区卫生服务志愿者工作方案。

3. App 平台或微信、QQ 群等工作联系截图。

**支持性材料(建议):**

1. 关于成立社区卫生服务志愿者的通知。

2. 单位社区卫生服务志愿者工作方案。

3. App 平台或微信、QQ 群等工作联系截图。

**【B】开展志愿者相关培训工作。**

**工作要求:**

对志愿者进行相应的知识培训,至少 1 年 1 次。

**工作概况:**

现场查看志愿者培训记录。

**支持性材料目录(建议):**

单位志愿者培训记录。

**支持性材料(建议):**

1. 单位志愿者培训课程表。

2. 单位志愿者培训课件。

3. 单位志愿者培训签到表。

4. 单位志愿者记录(包括照片)。

5. 单位志愿者培训考核及效果评价。

**【A】通过组织慢性病患者俱乐部、患者同伴教育、自助健康体检等活动,提高患者自我健康管理的能力。**

**工作要求:**

通过对慢性病患者健康教育,建立患者俱乐部、患者自我管理小组、在社区卫生服务中心设置健康小屋等方法,帮助患者逐步建立自我管理的意识和能力。

**工作概况:**

现场查看俱乐部活动记录、健康小屋设备配置、服务记录。

**支持性材料目录(建议):**

1. 健康小屋设备配置。

2. 慢性病患者俱乐部和(或)患者自我管理小组活动记录。

**支持性材料(建议):**

1. 健康小屋设备配置。

2. 慢性病患者俱乐部和(或)患者自我管理小组活动记录。

# 参考文献

［1］ 中办印发《关于加强公立医院党的建设工作的意见》［N］. 人民日报,2018-06-26(009).

［2］ 中国共产党党章历次修订［J］. 中国招标,2021(09):5-11.

［3］ 关于新形势下党内政治生活的若干准则［N］. 人民日报,2016-11-03(005).

［4］ 中国共产党党务公开条例(试行)［N］. 人民日报,2017-12-26(002).

［5］ 关于中国共产党党费收缴、使用和管理的规定［J］. 先锋队,2008(09):6-7.

［6］ 推进"两学一做"学习教育常态化制度化［N］. 人民日报,2017-03-29(001).

［7］ 中共中央办公厅. 中共中央政治局贯彻落实中央八项规定的实施细则［Z］. 中办发〔2017〕63号. 2017

［8］ 中共中央办公厅、国务院办公厅印发《关于进一步推进国有企业贯彻落实"三重一大"决策制度的意见》［J］. 中国监察,2010(16):56-57.

［9］ 国务院办公厅关于改革完善全科医生培养与使用激励机制的意见［J］. 中华人民共和国国务院公报,2018(04):9-13.

［10］ 人力资源社会保障部. 关于开展公立医院薪酬制度改革试点工作的指导意见. 人社部发〔2017〕10号［EB/OL］.［2017-02-10］. http://www.gov.cn/xinwen/2017-02/10/content.5167037.htm.

［11］ 国务院办公厅关于城市公立医院综合改革试点的指导意见［J］. 中华人民共和国国务院公报,2015(15):59-66.

［12］ 中共中央、国务院关于深化医药卫生体制改革的意见［J］. 中华人民共和国卫生部公报,2009(05):1-10.

［13］ 财政部、卫生部关于印发《基层医疗卫生机构财务制度》的通知［J］. 海南省人民政府公报,2011(12):6-10+29.

［14］ 国家计委. 医疗机构实行价格公示的规定的通知［Z］. 计价检〔2002〕2606号. 2002

［15］ 财政部. 关于贯彻实施修改后的预算法的通知［Z］. 财法〔2014〕10号. 2014

［16］ 行政事业单位内部控制规范(试行)［J］. 交通财会,2013(05):81-87.

［17］ 财政部关于全面推进行政事业单位内部控制建设的指导意见［J］. 中华人民共和国财政部文告,2016(02):40-43.

［18］ 卫生部关于印发《医院管理评价指南(2008版)》的通知［J］. 中华人民共和国卫生部公报,2008(07):25-35.

［19］ 中华人民共和国消防法［J］. 中华人民共和国全国人民代表大会常务委员会公报,2008(07):652-661.

［20］ 公安部关于修改《建设工程消防监督管理规定》的决定［J］. 中华人民共和国国务院公报,2012(31):16-25.

［21］ 消防监督检查规定［J］. 中华人民共和国国务院公报,2009(32):9-16.

[22] GB/T10058-2009.电梯技术条件标准[S].2009

[23] GB18918-2002.城镇污水处理厂污染物排放标准[S].2002

[24] GB8978-2002.污水综合排放标准[S].2002

[25] TSGG5004-2014.锅炉使用管理规则[S].2014

[26] TSGG7002-2015.锅炉定期检验规则[S].2015

[27] 国务院办公厅关于促进"互联网+医疗健康"发展的意见[J].中华人民共和国国务院公报,2018(14):9-13.

[28] 卫生部、国家中医药管理局关于加强卫生信息化建设的指导意见[J].中华人民共和国卫生部公报,2012(06):12-15.

[29] 国务院办公厅关于推进分级诊疗制度建设的指导意见[J].中华人民共和国国务院公报,2015(27):27-31.

[30] 国务院医改办、卫生计生委、发展改革委、民政部、财政部、人力资源社会保障部、中医药局关于印发推进家庭医生签约服务指导意见的通知[J].中华人民共和国国务院公报,2016(30):67-71.

[31] 国务院办公厅关于推进医疗联合体建设和发展的指导意见[J].中华人民共和国国务院公报,2017(13):14-18.

[32] 卫生部、国家中医药管理局关于印发《关于建立医务人员医德考评制度的指导意见(试行)》的通知[J].中华人民共和国卫生部公报,2008(02):16-18.

[33] 国务院关于发展城市社区卫生服务的指导意见[J].中华人民共和国国务院公报,2006(14):7-9.

[34] 国务院办公厅转发卫生计生委等部门关于推进医疗卫生与养老服务相结合指导意见的通知[J].中华人民共和国国务院公报,2015(33):17-21.

[35] 关于印发进一步改善医疗服务行动计划(2018-2020年)的通知[J].中华人民共和国国家卫生和计划生育委员会公报,2017(12):41-45.

[36] 国家发展改革委员会.国家发展改革委关于全民健康保障信息化工程一期项目建议书的批复[Z].发改高技〔2015〕564号.2015

[37] 关于印发国家基本药物目录(2018年版)的通知[J].中华人民共和国国家卫生健康委员会公报,2018(10):2-3.